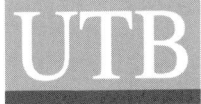

W0077872

UTB 2654

Eine Arbeitsgemeinschaft der Verlage

Beltz Verlag Weinheim · Basel
Böhlau Verlag Köln · Weimar · Wien
Wilhelm Fink Verlag München
A. Francke Verlag Tübingen und Basel
Haupt Verlag Bern · Stuttgart · Wien
Lucius & Lucius Verlagsgesellschaft Stuttgart
Mohr Siebeck Tübingen
C. F. Müller Verlag Heidelberg
Ernst Reinhardt Verlag München und Basel
Ferdinand Schöningh Verlag Paderborn · München · Wien · Zürich
Eugen Ulmer Verlag Stuttgart
UVK Verlagsgesellschaft Konstanz
Vandenhoeck & Ruprecht Göttingen
Verlag Recht und Wirtschaft Heidelberg
VS Verlag für Sozialwissenschaften Wiesbaden
WUV Facultas Wien

Soziale Arbeit im Gesundheitswesen – Band 6

Herausgegeben von Hans-Günther Homfeldt, Trier, und Albert Mühlum, Heidelberg

Rainer Steen

Soziale Arbeit im Öffentlichen Gesundheitsdienst

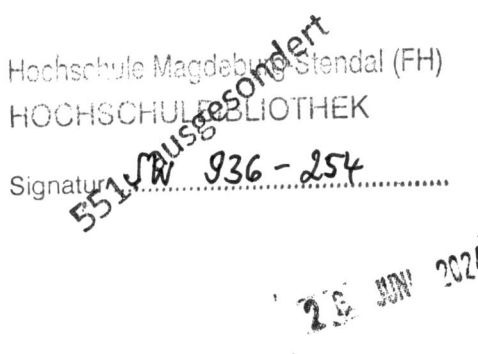
Ernst Reinhardt Verlag München Basel

Rainer Steen, geb. 1950, Diplom-Pädagoge und Journalist. Seit 1991 Referatsleiter für Gesundheitsförderung und Gesundheitsberichterstattung im Gesundheitsamt des Rhein-Neckar-Kreises/Heidelberg. Mitglied im Vorstand der Deutschen Gesellschaft für Gesundheitsfördernde Schulen (DGGS e. V.)

Bibliografische Information der Deutschen Bibliothek

Die Deutsche Bibliothek verzeichnet diese Publikation in der Deutschen Nationalbibliografie; detaillierte bibliografische Daten sind im Internet über <http://dnb.ddb.de> abrufbar.
UTB-ISBN 3-8252-2654-9
ISBN 3-497-01740-X

Einbandgestaltung: Atelier Reichert, Stuttgart
Satz: Hanseatisches Satzkontor e. K., Hamburg
Druck und Bindung: Friedrich Pustet, Regensburg
Printed in Germany
ISBN 3-8252-2654-9 (UTB-Bestellnummer)

Ernst Reinhardt Verlag, Kemnatenstr. 46, D-80639 München
Net: www.reinhardt-verlag.de Mail: info@reinhardt-verlag.de

Inhalt

Vorwort der Herausgeber

I Zur Buchreihe „Soziale Arbeit im Gesundheitswesen"

Gesund sein will jeder Mensch, und gleichzeitig ist Gesundheit ein gesellschaftliches Gut von hohem Rang. Erstaunlicherweise ist aber das, was der Einzelne und die Gemeinschaft dafür aufzuwenden bereit sind, erheblichen Schwankungen unterworfen. Erst im 19. Jahrhundert wurde Gesundheit zu einem öffentlichen Wert – und damit die Gesundheitssicherung zu einer öffentlichen Aufgabe. Gesundheitspflege und -fürsorge differenzierten sich dann im Verlauf des 20. Jahrhunderts zu einer Sozialen Arbeit im Gesundheitswesen aus, die als präventive, kurative, rehabilitative, begleitende und nachsorgende „Gesundheitsarbeit" wachsende Bedeutung erlangte. Im Kontext von Armut und Krankheit, Behinderung und sozialer Benachteiligung findet sie zu Beginn des 21. Jahrhunderts in ambulanten wie stationären Diensten vielfältigen Ausdruck. Die gesundheitsförderlichen Funktionen und Tätigkeitsbereiche zu präzisieren und ihre sozialarbeiterische Qualität zu steigern, sind – nicht zuletzt gestützt auf die gesundheitspolitische Agenda der Vereinten Nationen – dringliche Anliegen der Profession und Disziplin Sozialer Arbeit. In dieser Reihe bieten ausgewiesene Fachleute eine Grundorientierung in den wichtigsten Gesundheitsfeldern an und tragen damit zur weiteren Professionalisierung bei.

II Zum 6. Band: Soziale Arbeit im Öffentlichen Gesundheitsdienst

Gesundheit ist keineswegs reine Privatsache, sondern auch im öffentlichen Interesse, wie die Gesundheitspolitik zeigt. Wie andere Formen sozialstaatlichen Handelns lässt sich der Öffentliche Gesundheitsdienst (ÖGD) bis zur Armenpflege zurückverfolgen. Damals wie heute sollen das Gesundheitsverhalten und – mit Einschränkungen – die Gesundheitsverhältnisse verbessert werden. Schon diese Aufgabe macht die Affinität von ÖGD und Sozialer Arbeit deutlich.

Wie immer, wenn sich der Staat eines Themas bemächtigt und dem

Primat der Politik unterwirft, ergeben sich jedoch neue Gefahrenquellen. In der relativ kurzen Geschichte des staatlichen Gesundheitshandelns zeigt sich das in extremen Formen der Sozialhygiene und rassistischen Volksgesundheitspolitik, denen der ÖGD mehr oder weniger bereitwillig folgte. Gegenwärtig ist er, neben der weitgehend privatisierten ambulanten Versorgung (Arztpraxen) und dem stationären Versorgungssystem (Kliniken), die „dritte Säule" des Gesundheitswesens – staatlich beauftragt mit jenem doppelten Mandat von (Gesundheits-) Hilfe und (Gesundheits-)Kontrolle, die Rainer Steen als „strukturelle Verwerfungen und Ungleichzeitigkeiten" thematisiert. Auch dies ist der beruflichen Sozialarbeit nur allzu vertraut.

Bei allem Beharrungsvermögen und aller föderalen Unterschiedlichkeit des ÖGD zeichnet sich ein tiefgreifender Wandel ab: Neben die „klassischen" Aufgaben des Gesundheitsamtes tritt die Gesundheitsförderung für sozial benachteiligte Menschen und vulnerable Gruppen. Diese in ihrem Alltag und ihrer Lebenswelt zu erreichen, sie zu befähigen und zu unterstützen, ist die alte und zugleich immer wieder neue Aufgabe der Sozialen Arbeit – auch im Gesundheitswesen.

Trier und Heidelberg, im Mai 2004
Hans-Günther Homfeldt und Albert Mühlum

1 Professionsbezogene Verortung – Gesundheit als öffentliche Aufgabe

1.1 Wandel als Konstante

Wer sich als Autor mit der Berufspolitik des Öffentlichen Gesundheitsdienstes (ÖGD), speziell mit Rolle und Funktion Sozialer Arbeit in diesem Handlungsfeld, beschäftigen möchte, begibt sich auf schwankenden Grund. Seit geraumer Zeit befindet sich der ÖGD in einem Modernisierungsprozess, der „*models of good practice*" hervorgebracht hat, aber keine strukturellen Änderungen im Sinne einer „Neuorientierung der Gesundheitsdienste", wie sie die Weltgesundheitsorganisation (*World Health Organization, WHO*) seit ihrer legendären Ottawa-Charta von 1986 fordert. Versuche, *den* ÖGD zu beschreiben, vor allem also *das* Gesundheitsamt unserer Tage, müssen scheitern: *Das* Gesundheitsamt gibt es nicht. Was wir stattdessen vorfinden, ist eine Gleichzeitigkeit der Entwicklungstendenzen zwischen „Bewahren und Verändern" bis hinein in die einzelne Dienststelle – umgekehrt ausgedrückt: eine Ungleichzeitigkeit von Qualitätsstandards und professionellen Haltungen, ganz zu schweigen von den unterschiedlich ausgeprägten Bestrebungen der (kommunal-)politischen Verwaltung, angesichts leerer Kassen nur noch „unverzichtbare" Pflichtleistungen zu erbringen.

Facettenreiche Umsteuerung von Dienstleistungsstrukturen *und* folgenlose Veränderungsrhetorik auf der einen, behutsame Kontinuitätssicherung *und* hartnäckige Besitzstandswahrung auf der anderen Seite, sind die spannungsreichen Pole, die in Darstellung und Bewertung zu berücksichtigen sind. Hinzu kommt, dass der ÖGD im bundesdeutschen Gesundheitswesen – obgleich immer wieder als „dritte Säule" neben der ambulanten und stationären Versorgung gehandelt (Kap. 2) – das wohl am schlechtesten ausgestattete und angesehene sowie am wenigsten reflektierte, evaluierte und konzeptionell bearbeitete Handlungsfeld darstellt. Weniger als 1 % der Gesamtausgaben im bundesdeutschen Gesundheitssystem (im Jahr 2000 laut Statistischem Bundesamt rund 218 Mrd. Euro) fließen in den ÖGD. Bestandsaufnahmen und aktuelle Untersuchungen zur institutionellen Entwicklung sind Mangelware, und selbst die fachpolitische Debatte um die Zukunft des ÖGD wird nur rudimentär, und angesichts vielfältiger Beharrungstendenzen überwiegend folgenlos, geführt.

Parallel dazu ist es um Qualitätssicherung, Sichtbarkeit und Transparenz der Sozialen Arbeit als interdisziplinärer Aufgabe im ÖGD ebenfalls chronisch schlecht bestellt. So finden sich Fachbeiträge, die sich ausdrücklich der Rolle und Aufgabenstellung Sozialer Arbeit in Gesundheitsämtern annehmen, für die letzten 10 Jahre nur vereinzelt (Ärzteverband 1995; Brandenburg et al. 1998; Steen / Flassak 1998; Reinicke 1999 und 2001; ältere Beiträge: Badura / Lenk 1986, BZgA 1992, Canaris 1992, Eisenberg 1981, Feser 1990, Plümer 1984, Reinicke 1981, Riemenschneider 1988, Schuler 1992; Tessin / Nietzsche 1982). Überdies konnte eine berufspolitische bzw. berufsgruppenspezifische Zuweisung von (neuen) Arbeitsaufträgen für Soziale Arbeit im Tagesgeschäft des ÖGD – abgesehen von der erfolgreichen und langfristig verankerten AIDS-Präventionsgeschichte seit Mitte der 80er Jahre – auch nicht registriert werden. Vor allem im konzeptionell für die Zukunft der Nachfrage nach Sozialer Arbeit bedeutsamen Aufgabenfeld der Gesundheitsförderung gab es in der jüngsten Vergangenheit eine geradezu naturwüchsige Verquickung und Einbindung unterschiedlichster Berufsgruppen und Qualifikationsniveaus, ohne dass identifizierbare Anforderungsprofile oder etwa Qualitätssicherungskriterien erkennbar geworden wären.

Nun hat der „unaufgeklärte" Modernisierungsdruck auf den ÖGD zweifelsfrei etwas mit der berufspolitischen Mehrdeutigkeit seines Aufgabenspektrums zu tun und die Ungleichzeitigkeit der Entwicklung hat auch Auswirkungen auf das Handlungsspektrum des professionellen Personals: Während die letzten noch als Fürsorgerinnen ausgebildeten Fachkräfte der Sozialen Arbeit den aktiven, oft noch weitgehend auf die Beratungsarbeit am Einzelfall ausgerichteten, Dienst beenden, finden sich im noch unterrepräsentierten Sektor eines „modernen" ÖGD bereits Fachleute mit Managementkompetenz und einer erklärt systemischen Berufsphilosophie: lebenswelt- und netzwerkorientiert, multiprofessionell motiviert, zum Teil auf Prozesse der Personal- und Organisationsentwicklung eingestellt und dazu mit sozial(-arbeits)- und gesundheitswissenschaftlichem Know-how gewappnet.

Auf diesem Kompetenzniveau versammeln sich Fachkräfte unterschiedlichster Provenienz, darunter eine hohe Zahl von Absolventen einer Fachhochschulausbildung der Sozialarbeit oder Sozialpädagogik (immer häufiger schon mit gesundheitswissenschaftlichen Schwerpunkten), aber ebenso Sozialwissenschaftler, Pädagogen, Mediziner oder Psychologen (ebenfalls zum Teil mit einer *Public-Health*-Qualifikation). Im Organisationsaufbau von Behörden des ÖGD sind sie häufig auf einsamem Posten und deshalb auch bisweilen in entsprechenden „Stabsstellen" vorzufinden.

Sollen vor dem Hintergrund eines derartig heterogenen und im besten Sinne „bunten" Spektrums professioneller „nicht ärztlicher" Tätigkeiten im ÖGD Beitrag und Perspektiven Sozialer Arbeit als Beruf ausgelotet werden, scheinen zwei Zugänge unvermeidlich:

- Der ÖGD als „dritte Säule" im bundesdeutschen Gesundheitswesen muss als Aufgabenfeld im Wandel kenntlich werden – aus historischer wie systematischer Perspektive.
- Ein organisationspolitisch angemessenes Berufsbild Sozialer Arbeit im ÖGD muss aus der konzeptionell am weitesten entwickelten gesundheitspolitischen Perspektive, aus den Erfordernissen der Gesundheitsförderung, hergeleitet werden.

Die folgende Darstellung folgt daher einem „heimlichen Lehrplan": Sie versucht, Bausteine einer noch ausstehenden Ortsbestimmung des ÖGD, namentlich der Institution Gesundheitsamt, unter den Vorzeichen einer gesundheitspolitischen Verpflichtung zu Sozialer Arbeit zu benennen. Sie beansprucht des Weiteren, Handlungskriterien und Perspektiven Sozialer Arbeit im ÖGD aus dessen „modernem" Kernkonzept, der Gesundheitsförderung, zu gewinnen. Dabei wird eine kritisch-historische Verortung von Entwicklungen und Entwicklungsdifferenzen immer wieder eine Rolle spielen. In den Etappen der „gewordenen" Struktur finden sich Indizien für manches Dilemma der aktuellen ÖGD-Entwicklung, die – sucht man etwa nach einschlägigen Veröffentlichungen – selbst wenig Aufmerksamkeit auf sich gezogen hat. Es mag daher sinnvoll sein, zunächst den historischen Spuren zu folgen (etwa mit Kap. 7 zu beginnen), um dann die erreichten Standards entschiedener würdigen zu können, als es der erste kritische Blick auf den gegenwärtigen „Flickenteppich" zulässt.

Die zugrunde liegende zugespitzte, mitunter „fundamentalistisch" anmutende Sichtweise wird Widerspruch ernten – dies muss unter den Vorzeichen von Ungleichzeitigkeit und ungeklärten professionellen Schnittmengen auch sein. Deshalb bittet der Autor darum, die vorgestellten Überlegungen als Aufforderung zum kritischen Diskurs über Institution und Profession(-alität) zu betrachten: Angesichts der zu Beginn des 21. Jahrhunderts unwiderruflich zu bewältigenden Strukturkrisen im Sozial- und Gesundheitssystem können sich weder die beteiligten Professionen und politischen Entscheider noch eine nach gesundheitlichen Ressourcen fragende Bevölkerung einen Öffentlichen Gesundheitsdienst „leisten", der sich den Herausforderungen einer zukunftsfähigen Gestaltung gesundheitsförderlicher Lebenswelten nur halbherzig und nicht auf höchstem Niveau stellt.

1.2   Annäherungen an Gesundheit und Soziales

Gesundheit ist ein gesellschaftlicher Konstitutionsbegriff: Wer im öffentlichen Raum von ihr spricht, bewegt sich in Bezugssystemen, die charakterisiert sind durch Interessen, Normierungen, Lebens- und Bewusstseinslagen, in jedem Fall durch Wechselwirkungen und Zusammenhänge, also durch soziales Geschehen. Gesundheit mag dabei noch so persönlich „gemeint" sein: Auch dann lässt sie sich nur begreifen und deuten als Wechselspiel zwischen Faktoren, die im individuellen Organismus (Körper und Bewusstsein) wirksam sind, der Interaktion dieses Organismus mit seinem Umfeld sowie den veränderlichen Herausforderungen durch diese soziale und ökologische Umwelt.

Wer mit fachlichem bzw. beruflichem Interesse im Gesundheitswesen agiert, wird mit einem Paradoxon konfrontiert, das hier nicht jeder erwartet hat: Es kann nicht präzise definiert werden, womit wir es zu tun haben! Was wir auch behelfsweise heranziehen: die medizinische und naturwissenschaftliche Fachliteratur, die Erkenntnisse aus Philosophie und Geschichte oder den sozialwissenschaftlichen Fundus – es gibt keinen Konsens über das, was den Begriff der Gesundheit ausmacht.

So heißt es aktuell im Handwörterbuch „Sozialmedizin und Public Health" (Niehoff/Braun 2003, 102):

„Da Menschen sich in der Ontogenese, also zwischen Geburt und Tod, beständig verändern, wachsen, reifen und altern, ist Gesundheit gleichsam als die auf Veränderung angelegte Entfaltung der psychophysischen Möglichkeiten der Individuen aufzufassen. Das schließt aus, Gesundheit als Zustand oder als eine ideale Norm außerhalb eines biologischen, sozialen oder gesellschaftlichen Zusammenhangs zu bestimmen".

Lediglich unter den Gesichtpunkten rechtlicher Ansprüche wirkt jene gängige Einengung eines Verständnisses von Gesundheit als Abwesenheit von Krankheit. Trojan und Legewie (2001, 20) fassen folglich zusammen:

„Versicherungsrechtlich wird Gesundheit mit Nichtvorhandensein von Krankheit gleichgesetzt, wobei Krankheit nach einem Kommentar zum Sozialgesetzbuch V (SGB V § 27) ein regelwidriger Körper- oder Geisteszustand [ist], der die Notwendigkeit einer ärztlichen Heilbehandlung oder – zugleich oder allein – Arbeitsunfähigkeit zur Folge hat".

Ausführlich hat Göckenjan (1992) die Frage einer verbindlichen Definition von Gesundheit diskutiert. Mit Weber (1989, 224) ist festzuhalten:

- Gesund ist nie ein Mensch allein – oder etwa ein einzelnes Organ.
- Gesundheit ist selbst nur als *Prozess* zu verstehen, nicht als Zustand der Abwesenheit von Krankheit. Gesundheit kommt zum Ausdruck, entsteht als eine Art Fließgleichgewicht. Gesundheit, so formulierte der Heidelberger Medizinhistoriker Schipperges, „ist ein Weg, der sich bildet, indem man ihn geht und gangbar macht" (1990, 204).
- Gesundheit ist *Austausch* und Interaktion; sie wird erlebt und gefestigt in Beziehungen von und mit Menschen und Milieus. In diesem Sinne hat Annelie Keil (1994, 113) von Krankheit als „ungelebtem Leben" gesprochen.

Ob als Laien- oder Expertenkonzept: Eine verbindliche Definition von Gesundheit existiert demzufolge nicht. In vielen Variationen beschreiben solche Versuche zum einen die Befähigung des Menschen, sich mit den Anforderungen seiner Umwelt aktiv auseinander zu setzen bzw. sich ihr anzupassen, zum anderen sein Bestreben, Bedrohungen und Beeinträchtigungen seiner Integrität zu beseitigen oder zumindest einzudämmen.

Mit einer prozesshaft-weiten Vorstellung von Gesundheit als (situationsbezogen bzw. nachhaltig) „gelingendem Leben" können sich zweifellos auch jene anfreunden, die aus der Perspektive der Sozialen Arbeit auf die Szene schauen: Gelingendes Leben – und darin enthalten seine Beschränkungen und Krisen – ist auch ein konzeptionelles Credo für das Ziel sozialer Kompetenz. Ausdrücklich hatte bereits die 1948 in der Gründungsphase der WHO formulierte Charakterisierung von Gesundheit deren Mehrdimensionalität benannt. Unter Vermeidung ihrer eher „hermetischen" Vokabeln lässt sie sich frei formuliert folgendermaßen fassen: Gesundheit ist die prozesshafte Ausprägung (anstatt *state*, engl. für Zustand) eines umfassenden (anstatt *complete*, engl. für vollständig), physischen, psychischen und sozialen Wohlbefindens – nicht nur die Abwesenheit von Krankheit.

**Was ein Gesundheitsamt tun soll – „verbales Szenario"
eines ÖGD-Gesetzes am Beispiel Baden-Württembergs**
(Ärzteverband 1995)

anbieten	fördern
anordnen	hinwirken
aufklären	informieren
begutachten	initiieren
beobachten	koordinieren
beschreiben	mitwirken
beraten	nachgehen
bewerten	schützen
beurteilen	Stellung nehmen
durchführen	überprüfen
entwickeln	überwachen
erfassen	untersuchen
erfüllen	unterstützen
erheben	übermitteln
erkennen	verhüten
erstellen	zusammenarbeiten

Anm.: Tätigkeiten, die im Gesetz mindestens einmal genannt werden;
eher „hoheitliche" Aktivitäten sind eingerückt

Der Begriff des Sozialen begleitet die öffentliche Thematisierung von Gesundheit von Beginn an. So wie niemand mit seiner Gesundheit (oder Krankheit) allein ist, da selbst noch die größte Einsamkeit oder *Ver-Einzelung* eines Individuums das Produkt eines sozialen Geschehens bleibt, galt die Mitwelt, die Lebenswelt von Menschen, seit jeher als entscheidende „Sozialversicherung" für das Wohlergehen des Einzelnen, und der Verlust sozialer Anschlussfähigkeit hat entsprechende Kompensationsanstrengungen (mitunter auch den Ausschluss aus dem Sozialgefüge) ausgelöst – von der Armenpflege des Mittelalters bis zur Sterbebegleitung angesichts eines tabuisierten Lebensendes in der Gegenwart.

Dass in einem solchen Begriff des Sozialen zwangsläufig auch ein normierendes Element, eine gesellschaftliche Übereinkunft zur Normalität von Lebensvollzügen, steckt, darf nicht unerwähnt bleiben – und ist entsprechend konstitutives „Berufs-Dilemma" der Sozialen Arbeit. Das emphatische Verständnis des Sozialen als Begegnungsraum für Selbstverwirklichung und Gestaltung frei gewählter Lebenswelten wird gebrochen durch das Gebot bzw. den Zwang der Anpassung an gesellschaftliche Erwartungen. Daraus resultiert letztendlich der Image-Knick etwa von Gesundheitsämtern in großen Teilen der Bevölkerung: Zwischen hoheitlichen und fürsorgerischen Aufgaben erscheint der ÖGD auch als Normierungsinstanz, die etwa bei der Zulassung zum öffentlichen Dienst mitredet, Schulfähigkeit attestiert, die vorübergehende Schließung einer von Parasiten befallenen Schule verfügt oder die Notwendigkeit von Zahnersatz für Asylbewerber begutachtet.

Hinter solchen Eindrücken verschwimmt die Auftragslage Sozialer Arbeit im „Unternehmen Gesundheitsamt". Dessen Sozialverpflichtung und Dienstleistungscharakter gelangen zumindest symbolisch wieder in unser Blickfeld, wenn wir unser Augenmerk auf das „verbale Szenario" (siehe Liste) richten, das einem Gesundheitsdienstgesetz – hier dem von Baden-Württemberg – zu entnehmen ist. Die Liste der vom Gesetzgeber verwendeten Verben vermittelt gänzlich unwissenschaftlich das tröstliche Bild eines Gesamtauftrages, in dem Soziale Arbeit sehr wohl ihren Platz finden kann.

1.3   Öffentliche Gesundheit – ein Katalog der Herausforderungen zu Beginn des 21. Jahrhunderts

Die gegenwärtige öffentliche Auseinandersetzung mit Gesundheit als sozialpolitischem Gestaltungskonzept – soweit sie nicht reduziert wird auf reformpolitische Instrumentarien zwischen Praxisgebühr und Zuzahlungsquoten – findet ihren politisch-konzeptionellen Ausgangspunkt vor allem in den gesundheitspolitischen Suchbewegungen Ende der 70er und in den 80er Jahren des vorigen Jahrhunderts. Die Rückschau greift dabei zu kurz, wenn sie den historischen Fokus nahezu ausschließlich auf die im Herbst 1986 verabschiedete „Ottawa-Charta" der WHO reduziert. Dieses Dokument der WHO-Weltversammlung hat wie kaum eine andere internationale Verlautbarung gesundheitspolitische Wirkung gezeigt: Mit dem Konzept der Gesundheitsförderung propagiert sie eine unverzichtbare gesellschaftliche Strategie gerade auch für den Bestand der modernen Industrienationen, die angesichts destabilisierender gesundheitlicher, sozialer und ökologischer Entwicklungen in den Metropolen auf Chancengleichheit, Beteiligung und selbstbewusste Gestaltung von Lebensbedingungen setzt.

Doch bereits vor Ottawa hatte in der Bundesrepublik ein Paradigmenwechsel begonnen, der sich Ende der 70er Jahre zunächst in einer massiven Medizinkritik entlud, sichtbar geworden etwa

- an vier großen alternativen „Gesundheitstagen" – nicht zuletzt verstanden als eindrucksvolle Gegenveranstaltungen zu den standespolitischen „Ärztetagen", mit bis zu 10.000 Teilnehmenden (wie beim 1. Gesundheitstag in Berlin 1980);
- an der Entstehung einer unübersehbaren Selbsthilfebewegung – bundesweit markiert spätestens 1984 durch die Gründung von NAKOS, der Nationalen Kontakt- und Informationsstelle für Selbsthilfegruppen;
- an der Entstehung von frauenspezifischen Gesundheitsinitiativen – 1979 mit dem Feministischen Frauengesundheitszentrum in Frankfurt am Main als einem der ersten „parteilichen" Gesundheitsprojekte in der Bundesrepublik.

Aber auch die bis heute unübersehbare Wirkkraft der Ottawa-Charta von 1986 mit ihren zentralen Thesen dürfte – derzeit wird dies oft nur am Rande registriert – ihrerseits noch deutlich verstärkt worden sein durch zwei parallele gesundheitspolitische Mega-Entwicklungen:

- Mit dem Super-GAU von Tschernobyl im April 1986, seinen bestürzenden Spätfolgen für große Gruppen der Bevölkerung in der Ukraine wie in Weißrussland und dem noch für lange Zeit radioaktiven Niemandsland, zerstob endgültig die Illusion, unter globalisierten Wachstumsgesichtspunkten ließe sich die gesundheitliche Bedrohung und Belastung von Umwelt- und Sozialsystemen grenzenlos fortschreiben und dabei auf kalkulierbare (Gesundheits-)Risiken begrenzen.
- Die rasche Ausbreitung der Immunschwäche-Krankheit AIDS begrub überdies die immer wieder genährten Erwartungen an ein hochtechnisiertes und -kapitalisiertes medizinisch-pharmazeutisches System, das Krankheitsgeschehen zumindest in den hochindustrialisierten Ländern in absehbarer Zeit beherrschbar zu machen. Im Jahre 1987 begann etwa eine der für bundesdeutsche Verhältnisse wirkungsvollsten und bis in die Gegenwart fortdauernden gesamtgesellschaftlichen Gesundheits-Kampagnen (unter der Federführung der Bundeszentrale für gesundheitliche Aufklärung, BZgA) zur Eindämmung des HIV-Virus.

Es war folgerichtig, dass nicht die abstrakten Thesen aus Ottawa, sondern in erster Linie die unmittelbaren Folgen der Tschernobyl-Katastrophe und das mit AIDS so bedrohlich nah gerückte Krankheitsrisiko für weite Teile der Bevölkerung den öffentlichen Gesundheitsdienst zunächst wieder stärker in das Bewusstsein von Fachstellen wie Bevölkerung gerückt haben: Waren es in den Monaten „nach Tschernobyl" seine Beratungskompetenzen in Anbetracht von massenhaft nachgefragten Risikoabschätzungen und Empfehlungen zur erhöhten Radioaktivität in Lebensmitteln und Wohnumfeld, so konnte der ÖGD nach der Entdeckung des HIV-Virus durch das Angebot einer anonymen AIDS-Beratung einschließlich Test sowie vielfältigen und zielgruppengerechten Präventionsaktivitäten zur Eindämmung des Infektionsrisikos bundesweit eine Vertrauensstellung und Anerkennung gewinnen, die – wie allerdings auch das Krankheitsgeschehen selbst – bis heute anhalten.

Wenn sich der fachliche und politische Diskurs zum öffentlichen Gesundheitswesen seit den 80er Jahren unaufhaltsam in Richtung einer Politik der Ressourcenstärkung, der Stärkung von Selbsthilfepotenzialen und Beteiligungsstrukturen im Sinne des WHO-Konzeptes zur Gesundheitsförderung bewegte, dann lagen dem eine Reihe von systemimmanenten Ursachenbündeln zugrunde, die mit dem vorherrschenden biomedizinischen Ansatz im Gesundheitswesen nicht mehr zu bewältigen waren (und die auch durch Genmanipulation, therapeutisches Klonen oder neue Mikrotechnologien in der Medizintechnik nicht zu beseitigen sind). In mindestens fünf Dimensionen wird der Handlungsbedarf für eine neue öffentliche Gesundheitsarbeit (*New Public Health*) ableitbar:

Rund 80 % des aktuellen Krankheits- und Sterbegeschehens in Deutschland werden bestimmt durch einige wenige Krankheitsbilder: Herz-Kreislauf-Erkrankungen, Krebs, rheumatische Erkrankungen sowie Erkrankungen der Atmungsorgane, dazu psychische Störungen und Suizid (die WHO prognostiziert, dass Depressionen eines der größten Gesundheitsprobleme der nächsten Dekade werden können). Die meisten der damit eingeschlossenen Erkrankungen sind vor allem dadurch gekennzeichnet, dass sie mithilfe der kurativen Medizin nicht geheilt, aber auch nicht sicher verhindert werden können. Neben der Erforschung von neuen Heilungschancen muss als aussichtsreiche Strategie deshalb die Vorbeugung in den Vordergrund rücken.

Die genannten Krankheitsbilder zeichnen sich durchweg dadurch aus, dass sie multifaktoriell verursacht, von Verhaltens- und Lebensweisen der Betroffenen begünstigt werden und in der Regel einen chronischen Verlauf aufweisen. Daraus folgt, dass nachhaltige Verbesserungen nur durch die Stärkung persönlicher Ressourcen *und* eine entsprechende Veränderung der Umwelt-, Lebens- und Arbeitsbedingungen zu erzielen sind.

Da Krankheiten und Störungen immer seltener durch einfache Ursache-Wirkungs-Beziehungen zu erklären sind, sondern aus komplexen Wechselwirkungen abgeleitet werden müssen, bedarf ein auf Nachhaltigkeit angelegter, vorbeugender Umgang damit systemischer Strategien, die soziale wie ökologische, somatische wie psychische Aspekte einbeziehen. Bis zum Jahr 2030 wird jeder dritte Bundesbürger älter als 60 Jahre sein. Die demografische Entwicklung verschärft die Herausforderungen an ein Gesundheitshandeln, das chronischen Krankheiten vorbeugend begegnet und schon deshalb gesundheitsfördernde Lebensbedingungen schafft und erhält, damit der Versorgungsbedarf nicht drastisch ansteigt und das Gesundheitssystem zum Kollabieren bringt.

Lange Zeit hat unsere Wohlstandsgesellschaft die Tatsache verdrängt, dass die Aussichten, zu erkranken und früher zu sterben, im untersten Fünftel der sozialen Rangordnung etwa doppelt so hoch sind wie im obersten Fünftel. Armut und soziale Benachteiligung machen demzufolge krank, oder umgekehrt: Auch in Bezug auf Krankheit und Tod gibt es eine soziale Benachteiligung. Verstärkt wird diese Tendenz noch durch das Ausmaß sozialer Ungleichheit: Keinesfalls sind die reichsten Industriegesellschaften auch die gesündesten, wie Wilkinson (2001) zeigen konnte – vielmehr sind es jene Gesellschaften mit den geringsten Einkommensunterschieden zwischen Arm und Reich. Seit der PISA-Studie wissen wir, dass auch das Bildungssystem diese Differenz eher festigt. Prävention und Gesundheitsförderung müssen daher auch sozialkompensatorische Kraft entfalten und am Abbau von Sozialgefälle sowie Bildungsungleichheit mitwirken, beispielsweise durch „gesundheitsfördernde Kindertageseinrichtungen und Schulen".

Insgesamt haben die gesundheitspolitischen Suchbewegungen der vergangenen 20 Jahre eine ganze Reihe von hoffnungsvollen Reformansätzen und innovativen Strategien auch für den Bereich „öffentliche Gesundheit" hervorgebracht. „Nach Ottawa" entstand etwa ein „Netzwerk Gesunder Städte und Kreise", ebenso bundesweite Projekte für gesundheitsfördernde Schulen oder Krankenhäuser. Nach mehreren Zwischenstadien kann nun auch der „Gesundheitsförderungsparagraph 20" im Fünften Sozialgesetzbuch (SGB V), mit Selbsthilfeförderung und einem viel versprechenden Krankenkassenengagement in gesundheitsfördernden „Settings", einen Gestaltungsimpuls im Gesundheitswesen geben. Auch im öffentlichen Gesundheitsdienst hat mit der flächendeckend neuen Gesetzgebung und zumindest vereinzelten Organisations- und Aufgabenveränderungen die Bandbreite der Neuorientierungen, vom „Gesundheitshaus" mit vegetarischem Restaurant bis hin zum ersten Gesundheitsamt ohne medizinischen Leiter, erkennbar zugenommen.

1.4   Zur Widersprüchlichkeit des Sozialen im Gesundheitswesen

Offensichtlich aber haben alle diese Anstrengungen und Projekte bislang keine strukturell nachhaltigen Veränderungen im Gesundheitssystem, und hier vor allem: im ÖGD, bewirkt. Auch die anhaltende Debatte um den Stellenwert und die Gewichtung von Prävention und Gesundheitsförderung in den verschiedenen Phasen einer offenbar auf Dauer gestellten Gesundheitsreform weist darauf hin, dass im bundesdeutschen Gesundheitswesen ein langfristig angelegtes Konzept für die Gestaltung gesundheitsförderlicher Lebensweisen und -bedingungen gegenüber dem kurativen, krankheitsorientierten System in aller Regel den Kürzeren zieht. Auch die auf Bundesebene politisch initiierte kooperative Suche nach prioritären Gesundheitszielen unter Federführung der „Gesellschaft für Versicherungswissenschaft und Gestaltung" (GVG; siehe www.gesundheitsziele.de) scheint im Ergebnis ihrer ersten Planungsschritte vor allem solche Zielsetzungen zu präferieren, die auf spezifische Krankheitsrisiken fokussiert bleiben (Diabetes, Brustkrebs, Tabakkonsum), wenngleich mit dem vierten Ziel „Gesund aufwachsen: Ernährung, Bewegung, Stressbewältigung" eine lebensweltbezogene Strategie zu Kinder- und Jugendgesundheit angemeldet wurde. Jedenfalls zeigte sich der Hauptgeschäftsführer der Kassenärztlichen Bundesvereinigung Anfang 2003 zufrieden, als er vom Forum Gesundheitsziele als einer „Initiative zu einer stärkeren *medizinischen* Orientierung des Gesundheitswesens", sprach, „die inzwischen vom Bundesgesundheitsministerium als Modellprojekt gefördert wird" (Hess 2003, 143).

„Gerade in Deutschland", heißt es daher in einem aktuellen Beitrag zur Qualitätssicherung in der Gesundheitsförderung, „steht die ausgeprägte Sektorisierung des öffentlichen Lebens bei fehlenden Zuständigkeiten für Prävention und Gesundheitsförderung einer Vernetzung unterschiedlicher Akteure im Wege. (…) Die gesundheitsfördernden Netzwerke (Gesunde Stadt, Gesundheitsfördernde Schule) finden keine angemessene Unterstützung" (Luber 2004, 51). Theorien, die eine Stärkung der Strategien öffentlicher Gesundheit (*Public Health*) vorsehen, werden danach vor allem im Ausland entwickelt und erfahren im bundesdeutschen Gesundheitswesen wenig systematische Beachtung. Föderalistisches Nebeneinander bei der Abstimmung von Gesundheitszielen und eine medizinnahe Prägung der öffentlichen Debatte erschweren einen sozialpolitisch und sozialwissenschaftlich angereicherten Dialog über die Prioritäten im öffentlichen Gesundheitswesen.

Dazu trägt auch bei, dass der Gesundheitsbereich hierzulande – ähnlich dem Bildungssektor – zu den „schwachen" Politikfeldern zählt und der Stellenwert wissenschaftlicher Politikberatung ebenfalls gering einzustufen ist. Der ehemalige Vorsitzende des Sachverständigenrates für die konzertierte Aktion im Gesundheitswesen, der Hannoveraner Professor Schwartz hat diese Situation nach dem Rücktritt von seiner Funktion im vermutlich wichtigsten deutschen Gremium für die wissenschaftliche Beratung der Gesundheitspolitik anschaulich dargestellt. Schwartz berichtet in einem Interview (DIE ZEIT 37/2002) über ein Gespräch mit dem Europa-Chef eines internationalen Pharmakonzerns. Dieser habe in Europa drei Dimensionen der Meinungsbildung unterschieden. So gebe es den „*evidence belt*", dazu zählte er Großbritannien, die Niederlande und Skandinavien. Ohne gute Studien könne man nach seinem Dafürhalten in diesen Ländern nichts verkaufen. Dann gebe es den „*eminence belt*", mit Deutschland, Österreich und der Schweiz. In diesen Ländern käme es darauf an, die Meinungsführer der Ärzteschaft für ein neues Produkt zu gewinnen, der Rest folge von allein. Im „*garlic belt*" schließlich, gemeint waren damit die südeuropäischen Länder (*garlic*, engl. für Knoblauch), zähle allein der Neuigkeitswert: „Was neu ist, ist gut". Auf die Frage, ob in Deutschland „Autorität vor Wissenschaft" gehe, antwortet Schwartz: „Es gibt zweifellos in der deutschen Medizin ein Autoritätsproblem …" Dass vor diesem Hintergrund eine multiprofessionelle Lobby-Arbeit für bevölkerungsorientierte Gesundheitspolitik nur geringe Chancen auf strukturelle Beachtung hat, klingt plausibel.

Um nun die professionelle Platzierung Sozialer Arbeit im Handlungsfeld des ÖGD zu charakterisieren, muss dem Verständnis und den Regelungsmechanismen von Gesundheit als öffentlicher Aufgabe nachgespürt werden. Dieses Verständnis ist neben anderen Indikatoren am erreichten Stand der gesetzlichen Vorgaben und ihrer praktischen Umsetzung zu messen. Ein kurzer Blick auf solche Vorgaben erhellt das Problem: Zwar finden sich im Bundesvergleich gewisse wiederkehrende Standards bei den Regelaufgaben von Gesundheitsämtern (etwa Gesundheitshilfe und -schutz, Gesundheitsförderung und -berichterstattung, Gesundheitsaufsicht sowie gutachterliche Tätigkeiten; Kap. 2), diese unterliegen jedoch völlig unterschiedlichen gesundheitspolitischen Leitlinien und fachlichen Gewichtungen.

Kommunale Gesundheitspolitik in Deutschland gehorcht – analog zur Bildungspolitik – dem föderalen Prinzip. Sie wird folglich in erster Linie durch Landespolitik und Landesgesetze gesteuert und gewinnt lokale Gestaltungskraft ebenso durch kommunalpolitische Entscheidungsstrukturen. Beginnend 1979 in Schleswig-Holstein, dann vor allem in den 90er Jahren des vergangenen Jahrhunderts, wurde in den meisten Bundesländern das seit 1934 bestehende Gesundheitsdienstgesetz des nationalsozialistischen Regimes durch neue Gesetze für den ÖGD abgelöst – ein Vorgang, dessen „Verspätung" aus heutiger Sicht weniger verblüffend ist als die Bandbreite seiner gesundheitspolitischen „Philosophie". Letztere mag ein Vergleich beleuchten, den Müller 1998 anlässlich einer ÖGD-Tagung in Bielefeld angestellt hat (Müller 1998, 33f): Er zitiert beispielhaft, wie die gesundheitspolitische Zielsetzung von zwei Ländergesetzen definiert wird, die am gleichen Tag, dem 1. Januar 1998, in Kraft getreten sind, dazu noch in Ländern mit den gleichen parteipolitischen Mehrheitsverhältnissen.

Im Gesetz von Nordrhein-Westfalen heißt es dazu:

„Etablierung einer kommunalen Gesundheitspolitik, die aufgrund einer Situationsanalyse (GBE/Gesundheitsberichterstattung) in Zusammenarbeit mit den Akteuren im Gesundheitswesen zu Vorschlägen und Lösungen kommt, die gemeinsam umzusetzen sind, zur kontinuierlichen Verbesserung der gesundheitlichen Situation in der Kommune". Der parallele Text im Gesetz von Sachsen-Anhalt lautet: „Sicherung und Weiterentwicklung eines unter staatlicher Regiefunktion stehenden kommunal verorteten Instrumentes des Gesundheitsschutzes und der Gesundheitsaufsicht mit nachrangig definiertem Auftrag zur Gesundheitshilfe und zur Koordination gesundheitlicher Leistungen".

In ihrem wissenschaftlichen Gutachten „Nachhaltige Gesundheit und Entwicklung" haben Trojan und Legewie (2001, 147) diese Gegenüberstellung aufgegriffen und als polare Aufgabendefinition dargestellt:

„Die Strategie in Nordrhein-Westfalen könnte man auch als ‚Gesundheitsförderung durch kommunale Politik' charakterisieren, die Leitidee in Sachsen-Anhalt hingegen als ‚Gesundheitsschutz durch Abwehr von Krankheitsbedrohungen', also das eine Gesetz aus salutogenetischer, das andere aus pathogenetischer Perspektive".

Mit anderen Worten: Während einerseits die Kommunalisierung des ÖGD inzwischen flächendeckend erfolgt ist – in einigen Bundesländern waren die Gesundheitsämter als „untere staatliche Sonderbehörden" bis vor wenigen Jahren noch als staatliche Behörden organisiert –, folgt der Aufgabenzuschnitt und damit auch das Profil des ÖGD vor Ort politisch und fachlich völlig unterschiedlich gewichteten Leitlinien, die gewissermaßen das gesamte Spektrum aktuell vertretener Positionen im Gesundheitswesen abbilden und deshalb eine allgemeine Charakterisierung geradezu verbieten. Wie etwa soll – um ein anderes Beispiel zu bemühen – der professionelle Auftrag an die Dienstleistungen eines Gesundheitsamtes allgemeingültig beschrieben werden, wenn zu der für die Handlungsstrategie bedeutsamen Frage eines eigenständigen oder subsidiären Versorgungsauftrages das Berliner Gesetz im ersten Paragrafen festlegt, die „Aufgabenstellung erfolgt durch den ÖGD *grundsätzlich subsidiär*", während es im gleichen Paragrafen der Bremer Gesetzesfassung ebenso deutlich heißt, der ÖGD „nimmt an der Erbringung gesundheitlicher Leistungen für die Bevölkerung *mit eigenständigen Aufgaben* teil" (Müller 1998, 19)?

Grundsätzlich gilt für den Öffentlichen Gesundheitsdienst ein Behandlungsverbot. Mit ihm wird den Gesundheitsämtern – zugunsten der privatwirtschaftlich arbeitenden Mediziner und Therapeuten – eine Beschränkung auferlegt, die zugleich seine Attraktivität schmälert und seine kontrollierende Seite hervorhebt. Gleichzeitig legt diese nur in Ausnahmefällen zu vernachlässigende Regel nahe, die Rolle des ÖGD noch weniger im „patientenorientierten" Krankheitsbezug als in der bevölkerungsorientierten Gesundheitsförderung zu suchen. Wo bundes- und EU-rechtliche Zuständigkeiten greifen, etwa im Gesundheits- und Infektionsschutz, finden sich noch am ehesten inhaltliche Klammern für einen relativ deckungsgleichen Handlungsauftrag des bundesdeutschen ÖGD. Landesrechtlich dagegen bietet er, so Müllers Fazit, „ein buntes Mosaik an Zielsetzungen und Verfahrensansätzen" (Müller 1998, 23).

Die kritischen Anmerkungen dürfen allerdings nicht gleichgesetzt werden mit einem vorschnellen Bedauern über die unzureichende Vereinheitlichung des ÖGD. Eine Flexibilität der Gestaltung und Gewichtung von Aufgaben vor Ort erlaubt grundsätzlich auch die Profilbildung von Gesundheitsbehörden, die Berücksichtigung von örtlichen Besonderheiten sowie die Festlegung und Überprüfung kommunaler Gesundheitsziele. Die Wahrnehmung solcher Vielfalt hebt sich positiv ab von den Erfahrungen gezielter Gleichschaltung der Gesundheitsämter im „Dritten Reich". Auf diese Weise kann sie eine Chance sein für die selbstbewusste Gestaltung und Umsetzung von kommunalen Gesundheitszielen, etwa mit speziellen Projekten und Netzwerken für Migranten, Gesunde Schulen oder die Versorgung von Obdachlosen.

Unter diesen Gesichtspunkten ist bei der nachfolgenden Betrachtung des Arbeitsfeldes Vorsicht geboten: Verallgemeinerungen sind immer nur Annäherungen an eine heterogene Wirklichkeit. *Das* Gesundheitsamt gibt es nicht, nicht einmal innerhalb eines Bundeslandes oder Regierungsbezirkes, wie noch zu zeigen sein wird. Die Verortung von professionellen Aufträgen wie dem der Sozialen Arbeit im ÖGD bedarf also stets einer erneuten Prüfung und Konkretisierung an den Zielen und Verfahrensweisen in Region, Kreis oder Kommune.

Aus diesen Gründen wird es andererseits noch unverzichtbarer, für die verwendeten konzeptionellen und strukturellen Begrifflichkeiten Definitionen anzubieten und Abgrenzungen vorzunehmen. Wenn bereits auf die „Bausubstanz" der regionalen Praxiskriterien wenig Verlass ist, sollte zumindest das theoretische „Fundament" nicht allzu rissig sein. Anders ausgedrückt: Wenn die berufliche Praxis im ÖGD und deren individuelle Rahmenbedingungen keine stringente Herleitung von Standards und Qualitätskriterien Sozialer Arbeit erlauben, dann hat der Zugang sozusagen in umgekehrter Richtung zu erfolgen: Qualitätsmerkmale sozialer Arbeit im ÖGD erwachsen aus den Erkenntnissen der Gesundheits- und Sozialwissenschaften, die sich seit nunmehr fast 20 Jahren verstärkt am Leitkonzept der Gesundheitsförderung orientieren.

1.5   Gesundheitsförderung als Soziale Arbeit

„Ein Arzt steht am Ufer eines schnell fließenden Flusses und hört die verzweifelten Schreie einer ertrinkenden Frau. Er springt ins Wasser, holt die Frau heraus und beginnt die künstliche Beatmung. Aber als sie gerade anfängt zu atmen, hört er einen weiteren Hilfeschrei. Der Arzt springt abermals ins Wasser und holt einen weiteren Ertrinkenden, trägt ihn ans Ufer und beginnt mit der Wiederbelebung. Und als der gerade zu atmen anfängt, hört er einen weiteren Hilferuf. Das geht immer weiter und weiter in endlosen Wiederholungen. Der Arzt ist so sehr damit beschäftigt, ertrinkende Menschen aus den Fluten herauszuholen und wiederzubeleben, dass er nicht einmal Zeit hat nachzusehen, wer denn die Leute stromaufwärts in den Fluss hineinstößt".

Die Fluss-Parabel von Kühn (1993,) ist ein Zitat-„Klassiker" zur Gesundheitsförderung. Für Kühn sind zwei Lehren erkennbar:

„Erstens: Die Medizin hilft individuell, problembezogen und unmittelbar, aber sie ist weit stromabwärts angesiedelt. Zweitens legt die Parabel den Gedanken nahe, weiter stromaufwärts zu gehen, um die Ursache des Problems auszumachen und es näher an der Quelle zu lösen. Unten am Strom, an der Medizin-Station, bezieht sich die Hilfe auf den Körper der Individuen, etwas weiter oben auf das Verhalten (vielleicht lernt man dort Schwimmen), und näher zur Quelle hin geht es um die Veränderung der sozialen Organisation und der Umwelt, in der die Menschen leben".

Die Erkenntnis, dass ein Gesundheitssystem als reines „Reparaturwesen" in komplexen Gesellschaften keine Aussicht auf Erfolg hat, ist ebenso alt wie die Einsicht, dass es einen objektiven Begriff von Gesundheit nicht gibt (Göckenjan 1992). Gleichwohl ist der Diskurs über Gesundheit in der deutschen bzw. westeuropäischen Alltagskultur, wie Schäfer (1992) zeigen konnte, eng verknüpft mit dem Krankheitsbegriff und einem entsprechenden Bewältigungs- bzw. Verhinderungsdenken.

Dagegen wurde die Vorstellung, dass die Gesundheit der Bevölkerung nur nachhaltig zu stärken sei, wenn neben der Befindlichkeit auch die Umgebungs- und Entwicklungsbedingungen, neben dem individuellen und sozialen Verhalten auch die Verhältnisse in die Handlungsoptionen einzurechnen seien, schon durch die medizinische Schule von Kos vor rund 2.000 Jahren formuliert (Stark 1989, 26):

„Wenn du als Fremder in eine Stadt kommst, so betrachte die Lage, die Winde, das Aufgehen der Sonne, die Gewässer, den Boden und die Art und Weise, in der die Einwohner leben und welchen Zielen sie nacheifern – denn wenn du diese Kenntnisse hast, wirst du verstehen, welche Krankheiten für diesen Ort typisch sind …"

Heute fließen über 90 % unseres Gesundheitsbudgets in den biomedizinischen Sektor (Badura 1995, 113), vor allem also in den Reparaturbetrieb, die Rehabilitation und die risikobezogene Vorsorge. Da dies nicht mehr zu bezahlen ist und zugleich ein nachhaltiger Erfolg im modernen Krankheitspanorama ausbleibt – je mehr wir als Gesellschaft für Gesundheit ausgeben, desto kränker scheinen wir zu werden – rückt die Lebenssituation der Bevölkerung oder identifizierter Gruppen mit Benachteiligungen in der gesundheitlichen Versorgung verstärkt in den Mittelpunkt der Aufmerksamkeit.

Ein Beispiel: Das öffentliche Gesundheitswesen hat vielerorts die

Lebenssituation von Migranten „entdeckt" und arbeitet an Programmen zu deren besserer Versorgung, Akzeptanz und Beteiligung. Ein bundesweiter Arbeitskreis koordiniert seit einigen Jahren die Arbeit der engagierten Gesundheitsämter oder auch Landesbehörden, in Kooperation mit anderen Fachstellen, und gibt ihr Impulse. Vor Ort werden die Folgen sprachlicher Missverständnisse und entsprechend erwünschte Dolmetscherdienste ebenso bearbeitet wie die häufig mit Traumatisierungen verknüpften Schicksale von Flüchtlingen und deren Familien, die zur professionellen Unterstützung und Begleitung herausfordern. Zugleich werden interdisziplinär und intersektoral Qualifizierungsprozesse angestoßen, um Fachkräfte im psychosozialen und medizinischen Umfeld mit den neuen Herausforderungen in Beratung, Begleitung und Therapie vertraut zu machen. Hier wird Soziale Arbeit initiiert und koordiniert, die auch im ÖGD selbst neue Qualitäten der Arbeit freisetzt und beispielsweise Fragen der interkulturellen Kompetenz als Ziel von Personalentwicklung formuliert.

Die Darlegungen haben gezeigt, dass im öffentlichen Gesundheitswesen eine Entwicklung stattfindet, die ihre Akteure zwar in Widersprüche und Ungleichzeitigkeiten verstrickt, ihnen jedoch offensichtlich eine Gestaltungsaufgabe auferlegt, der sie sich nicht entziehen können: Sie müssen auf komplexe Herausforderungen durch soziale und gesundheitsbezogene Krisen professionelle Antworten finden, die neben unmittelbarer Hilfe im Einzelfall zugleich das Potenzial zur Lebensgestaltung in verschiedenen Sektoren des Gemeinwesens stärken kann.

Im Jahre 1984, zwei Jahre vor der WHO-Versammlung im kanadischen Ottawa, erarbeitete eine Expertengruppe des WHO-Regionalbüros für Europa in Kopenhagen eine „Diskussionsgrundlage über Konzept und Prinzipien der Gesundheitsförderung" (Franzkowiak / Sabo 1993, 78ff). Sie formulierte fünf Prinzipien der Gesundheitsförderung, die Waller (1995, 139) gekürzt vorstellte:

„1. Gesundheitsförderung umfasst die gesamte Bevölkerung in ihren alltäglichen Lebenszusammenhängen und nicht ausschließlich spezifische Risikogruppen.

2. Gesundheitsförderung zielt darauf ab, die Bedingungen und Ursachen von Gesundheit zu beeinflussen.

3. Gesundheitsförderung verbindet unterschiedliche, aber einander ergänzende Maßnahmen oder Ansätze.

4. Gesundheitsförderung bemüht sich besonders um eine konkrete und wirkungsvolle Beteiligung der Öffentlichkeit.

5.   Gesundheitsförderung ist primär eine Aufgabe im Gesundheits- und Sozialbereich und keine medizinische Dienstleistung."

Gesundheitsförderung ist danach immer auch Soziale Arbeit. Sie bedarf eines Theorie-Praxis-Rahmens, der für komplexe Problemstellungen einen hinreichend systemischen Ansatz und einen entsprechenden institutionellen Auftrag bereitstellt. Es gilt zu prüfen, ob Gesundheitsförderung als „Soziale Arbeit" unter den „Auftragsbedingungen" des Öffentlichen Gesundheitsdienstes diesen Rahmen füllen kann.

2 Strukturbezogene Merkmale und institutioneller Wandel des Öffentlichen Gesundheitsdienstes

2.1 Auftrag und Ressource: Die Ungleichzeitigkeit der Entwicklung

Die Gesundheitsministerkonferenz (GMK) hat 1991 erstmals per Beschluss den Wandel und die gestaltende Rolle der Gesundheitsämter für eine zeitgerechte kommunale Gesundheitspolitik hervorgehoben (Franzkowiak / Sabo 1993, 176; Trojan / Legewie 2001, 146):

„Die GMK ist sich einig, dass präventive Gesundheitspolitik in den letzten Jahren eine vordringliche Bedeutung gewonnen hat. Sie hält es für erforderlich, dass die Begrenzung der traditionellen Handlungsfelder überwunden und diese durch Maßnahmen der Gesundheitsförderung ergänzt werden. (…) Die GMK unterstreicht, dass dem ÖGD bei der Gesundheitsförderung, Gesundheitsvorsorge und Krankheitsfrüherkennung eine wichtige Koordinierungs- und Steuerungsfunktion gemeindenaher Maßnahmen zukommt. Diese kann jedoch nicht kostenneutral sichergestellt werden. Die GMK empfiehlt, die Prioritäten der Gesundheitsförderung für die präventive Gesundheitspolitik in der Aufgabenverteilung und Stellenbeschreibung im ÖGD stärker zu berücksichtigen. (…) Die GMK hält es für unverzichtbar, dass gesundheitliche Belange bei allen öffentlichen Planungen über den Krankheitsbezug hinaus berücksichtigt werden. Dabei soll das Anliegen ‚Gesundheit' ressortübergreifend – also auch in primär nicht gesundheitsbezogenen Bereichen – angesprochen, in Entscheidungen einbezogen und auch durch aktive Bürgerbeteiligung verwirklicht werden".

Die Überlegungen der Gesundheitsminister aus dem Jahre 1991 reflektieren einen spektakulären Paradigmenwechsel in der gewünschten Aufgabenzuweisung an den ÖGD. Dies wird deutlich, wenn wir diesen Beschluss der Gesundheitsministerkonferenz von 1982 gegenüberstellen. Wie schon zwei Jahre zuvor hatte die GMK in diesem Jahr „eine Verbesserung und Intensivierung der Gesundheitserziehung" gefordert, der „eine immer größere Bedeutung" beizumessen sei. Erreicht werden sollte diese Verbesserung dadurch, dass der ÖGD „bei der Erfüllung

der ihm seit jeher zugewiesenen Aufgaben im Bereich der Prävention
verstärkte Anstrengungen unternimmt" und die neuen Schwerpunkte
„in den vielseitigen Beratungsfunktionen des Gesundheitsamtes berücksichtigt" werden sollten.

Die Betonung liegt auf dem Begriff der Gesundheitserziehung, also
der gezielten Einwirkung auf – vor allem junge – Menschen mit dem
Ziel, sie zu gesundheitsgerechterem Handeln und Verhalten zu bewegen.
Dies soll im Prinzip im Rahmen der ohnehin vorgesehenen Beratungs-
tätigkeiten, also kostenneutral, geschehen. Der neue Aspekt besteht in
der Anregung „regionaler Arbeitsgemeinschaften" in Kooperation mit
möglichst vielen der übrigen Akteure in den Bereichen „Erziehung und
Bildung, Arbeit und Umwelt sowie Selbsthilfe" (Franzkowiak / Sabo
1993, 151f).

Dem aufklärerischen und strukturimmanenten Impuls von 1982
steht neun Jahre später eine Beschlussfassung entgegen, die dem ÖGD
eine politische Funktion zuweist, den Auftrag von Gesundheitsförderung in den sozialen, lebensweltlichen Kontext weitet („auch in primär
nicht gesundheitsbezogenen Bereichen"), kommunalpolitisch eine
„überdurchschnittliche politische Aufmerksamkeit" und einen eindeu-
tigen Vorrang für die Aufgabe einfordert: Personell, institutionell und
finanziell müssten zukünftig „überdurchschnittliche … Ressourcen"
bereitgestellt werden. Überdies zeigten sich die Gesundheitsminister einig, „dass die Begrenzungen der traditionellen Handlungsfelder
überwunden und diese durch Maßnahmen der Gesundheitsförderung
ergänzt werden".

Das nordrhein-westfälische Ministerium für Arbeit, Gesundheit und
Soziales (MAGS) formulierte 1995 als vorrangiges Gesundheitsziel
für NRW: „Für die Initiierung und Koordinierung von kooperativem
Handeln der Träger der gesetzlichen Kranken-, Renten- und Unfallversicherung, kommunaler Dienststellen, Multiplikatoren und Bevölkerungsgruppen sollte der Öffentliche Gesundheitsdienst eine stärkere
Rolle wahrnehmen. Eine zunehmend wichtige Aufgabe des Öffentlichen Gesundheitsdienstes liegt darin, verschiedene Interessen und Ziele
auf der kommunalen Ebene zu moderieren, langfristige Entwicklungen
einzuleiten und zu begleiten und neue Steuerungselemente zu entwickeln" (Brandenburg et al. 1998, 88).

Wer über Aufgabenzuweisungen an den ÖGD spricht, sollte noch
einmal daran erinnert werden, dass es *den* ÖGD nicht gibt. Vor allem
bei der Umsetzung von überfälligen Modernisierungsprozessen, die
letztendlich Erwartungen an Qualifizierungsprozesse im kommunalen

Gesundheitsdienst wecken, müssen strukturelle Unterschiede beachtet werden, um Enttäuschungen zu vermeiden und gesundheitspolitische Zielsetzungen zu differenzieren. Solche strukturellen Differenzen finden sich im Ländervergleich, auf Länderebene und – nur scheinbar paradox – im Amtsbereich selbst.

Im Ländervergleich erlaubte das so genannte „Dorniergutachten" zur Organisationsanalyse des Berliner ÖGD 1993 eine grobe Unterscheidung zur Ausstattung des ÖGD in den Bundesländern. Gefragt wurde nach der Zahl der Mitarbeiter je 100.000 Einwohner. Der bundesweite Durchschnitt lag (am Stichtag 31.12.1991) bei 31 Mitarbeitern, die Schwankungsbreite zwischen 111 Mitarbeitern im Berliner ÖGD und lediglich 15 in Baden-Württemberg. Zweifellos lagen dieser erstaunlichen Differenz unterschiedliche Handlungslogiken und Geschäftsverteilungspläne zugrunde. Während in Berlin mit starkem bezirklichem Engagement im Sinne großstädtischer Gesundheitsfürsorge beispielsweise eine nachgehende Säuglingsfürsorge stattfand, waren Baden-Württembergs Gesundheitsämter bereits auf dem Weg, sich weitgehend aus der bezirklichen Betreuung von Bedürftigen zu verabschieden. Andererseits fanden sich in einer Großstadt wie Stuttgart wiederum Versorgungsstrukturen des ÖGD, die mit Stadtteil-Außenstellen und einem spezialisierten Betreuungs- und Beratungsangebot zwar nicht einer Berliner, aber etwa einer Bremer Organisationsstruktur (mit 51 Mitarbeitern pro 100.000 Einwohner und beispielsweise einem hauptamtlichen sozialpsychiatrischen Dienst) näher kam.

Bezogen auf die Berufsgruppen des ÖGD in den alten Bundesländern finden sich für das Jahr 1993 ebenfalls aufschlussreiche Unterschiede. So kamen auf einen Sozialarbeiter in Niedersachsen 20.559, in Berlin 2.603 und in Baden-Württemberg 61.650 Einwohner (Daten des Gesundheitswesens 1995). Ohne Zweifel werden unter solchen Voraussetzungen Äpfel mit Birnen verglichen, wenn die jeweils gleichen Erwartungen an Aufgabenentwicklung und konzeptionelle Trennschärfe gestellt weden.

Dies wird auch deutlich beim Vergleich von planerischen Modellen: So wurde in der Studie „Zukunftsperspektiven des öffentlichen Gesundheitsdienstes in Baden-Württemberg" von 1989 für ein „Regelgesundheitsamt" mit sieben Aufgabenbereichen (Seuchen- und Gesundheitsschutz, Umwelthygiene, Gesundheitsförderung, Jugendgesundheitspflege, sozialmedizinischer Dienst, amtsärztlicher Dienst und Gesundheitsberichterstattung) als Mindestausstattung pro 100.000 Einwohner vorgeschlagen: 3,5 Ärzte (einschließlich 0,5 Jugendzahnarzt), ein Sozialarbeiter, 1,5 Assistentinnen, zwei Gesundheitsaufseher und vier Verwaltungskräfte. Tatsächlich versorgte Anfang 2004 eine Sozialarbeiterin im Gesundheitsamt des Rhein-Neckar-Kreises, statistisch gesehen, annähernd 125.000 Einwohner.

Überlegungen für ein „Modellgesundheitsamt Großkreis Brandenburg" (Bundesgesundheitsblatt 4/1994, Brandenburg) sahen dagegen für 150.000 Einwohner eine Ausstattung mit insgesamt 69 Stellen vor, darunter 12 Sozialarbeiter in den Bereichen Sozialpsychiatrischer Dienst, Sozialmedizinischer Dienst, Kinder- und Jugendgesundheitsdienst sowie (mit einer Stelle) in Gesundheitsplanung und -förderung. In der Realität geht die Differenzierung weiter. Auf Landesebene kann natürlich genauso wenig von vergleichbaren Bedingungen die Rede sein. Dort reicht das Spektrum vom Landkreis mit weniger als 100.000 Einwohnern und lediglich 15 Stellen im Gesundheitsamt über den großen Landkreis (mitsamt kreisfreier Stadt) mit mehr als 500.000 Einwohnern und rund 60 ÖGD-Mitarbeitern bis zur Großstadt mit einem rund 200-köpfigen Gesundheitsamt.

„Kleine" Gesundheitsämter müssen folglich in der Regel mit mehr Aufgaben „pro Kopf" arbeiten und können weniger spezialisierte Fachaufgaben abrufen. Die einzige Sozialarbeiterin bietet folglich § 219-Beratung an, übernimmt Tuberkulosenfürsorge und die Beratung psychisch Kranker, kümmert sich um Frühförderung und behinderte Erwachsene, besucht auf Wunsch des Amtsarztes eine Familie wegen einer Unterbringung, organisiert einen Info-Stand zum Welt-AIDS-Tag, besorgt einer Lehrerin Material zum gesunden Schulfrühstück und initiiert noch einen Arbeitskreis zum Thema Ess-Störungen. Bei diesem Patchwork-Dienst bekommt sie überdies nur wenig Entlastung vor Ort, denn auch die Zahl der Kooperationspartner ist übersichtlicher als in städtischen Regionen.

Die Größe und Belegschaft eines Gesundheitsamtes lässt allerdings noch keine sicheren Rückschlüsse auf die Förderung und Nutzung fachlicher Ressourcen oder die Umsetzung etwa von Strategien gemeindenaher Gesundheitsförderung zu. Dies hat mehrere Gründe: Bei begrenzten Ressourcen – die flächendeckend weiter zu schwinden scheinen – besteht generell eine Tendenz, nur noch „Kernaufgaben" wahrzunehmen, also zumindest jene Untersuchungs-, Kontroll- und Beratungsaufträge, die unmittelbar vorgeschrieben und gewissermaßen einklagbar sind. „Wie viel Gesundheitsförderung können wir uns leisten?" lautet eine typische Verwaltungsfrage. Der Umkehrschluss setzt den Paradigmenwechsel zur Gesundheitsförderung voraus: Können wir es uns überhaupt leisten, den Ansatz der Gesundheitsförderung in der kommunalen Gesundheitspolitik *nicht* überdurchschnittlich zu fördern und strukturell zu gewichten? Für diese komplexe Fragestellung bedarf es, soviel müsste der Überblick gezeigt haben, neben hinreichendem politischen Willen auch einer multiprofessionellen Kompetenz, die sich dem Ziel einer gesundheitsfördernden Gesamtstrategie verschreibt. Hier besteht regional Hoffnung – global ist nach wie vor Skepsis angezeigt.

Im Jahre 1997 hat Petra Müller eine empirische Studie über den Berliner ÖGD vorgestellt und dabei die Frage gestellt, ob der ÖGD „in der Lage ist, zu einer Schnittstelle der Gesundheitspolitik auf kommunaler Ebene zu werden". Ihre Bilanz fällt eher pessimistisch aus (Müller 1997, 88; Müller 1994):

„Im ÖGD existieren heterogene Modernisierungskonzepte, die alle mit dem Begriff der Gesundheitsförderung hantieren, sich dabei aber auf ganz unterschiedliche Aspekte und Gestaltungskriterien stützen. Von einer generellen Neuorientierung des ÖGD in der kommunalen Gesundheitspolitik, wie sie in Gesundheitspolitik und Gesundheitswissenschaften immer wieder gefordert wird, kann keine Rede sein."

Nun können regionale Modelle, die den Handlungsspielraum öffnen, sowie selbstbewusste Varianten einer generellen Aufgabenstruktur ihrerseits zu einem sich allmählich verändernden Kernprofil des ÖGD beitragen. Was etwa der Gesundheits- und Selbsthilfebewegung in der ersten Hälfte der 80er Jahre Impulse gegeben hat, gewann beispielsweise mit dem „Healthy-City"-Programm der WHO ab 1986 – in Deutschland als „Gesunde-Städte-Netzwerk" – an Sichtbarkeit und Prägnanz. Und tatsächlich wurden aus Gesundheitsämtern vereinzelt Gesundheitshäuser, nahm die Zahl der Dienststellen mit einem Gesundheitsförderungs-Auftrag zu, wurden zusätzliche Fachkräfte für vernetzende und koordinierende Aufgaben eingestellt.

Veränderungen haben demzufolge sehr wohl stattgefunden. Dies zeigt etwa auch die umfangreiche und bundesweit angelegte Studie von Grunow und Grunow-Lutter (2000) zur Modernisierung des ÖGD (Grunow / Trojan 2002, 1738):

„Einige Aufgabenbereiche wurden reduziert, andere wurden (wenn auch geringfügig) erweitert. Bei den erstgenannten handelt es sich insbesondere um Schwangeren- und Mütterberatung, um Gutachtenwesen, um Kinder- und Jugendgesundheit. In den Bereichen Umweltmedizin, Netzwerkbildung und Koordination, Gesundheitsförderung und Gesundheitsberichterstattung (GBE) sind neue Aufgaben hinzu gekommen."

Ernüchternd fällt allerdings auch hier der Blick auf die Entwicklungsdynamik aus. Vor allem bei den „neuen" Arbeitsfeldern bleiben Ausgangsniveau und Zuwächse niedrig (Grunow/Trojan 2002, 1738):

„Bei konkreten Nachfragen zeigte sich etwa, dass die GBE – wenn überhaupt als Aufgabe etabliert (!) – mit durchschnittlich 0,2 Stellen ausgestattet ist, die Gesundheitsförderung mit 0,8 Stellen, die Netzwerkbildung/Koordination mit 0,6 Stellen und dass die Umweltmedizin im Durchschnitt mit 1,2 Stellen ausgestattet ist. Es zeigen sich also Verlagerungstendenzen, aber noch kein neuer Trend, der es erlauben würde, von einer Neuausrichtung des ÖGD zu sprechen."

Vor einer Bewertung der Entwicklungsdynamik soll im Folgenden eine Betrachtung des Status quo des Öffentlichen Gesundheitsdienstes erfolgen.

2.2   Organisation des ÖGD

Der Schutz der Gesundheit im Interesse der Allgemeinheit gehört zu den hoheitlichen Aufgaben des Staates – in Bund, Ländern und Kommunen. Staatliche Organe übernehmen dabei sowohl ordnungspolitische Aufgaben als auch solche der gesundheitlichen Vorsorge und Zukunftssicherung. Die Gesamtheit dieses staatlich verfassten Engagements im Gesundheitswesen – einschließlich der „unteren" Behörden auf kommunaler Ebene – wird als Öffentlicher Gesundheitsdienst (ÖGD) bezeichnet.

Eine zentralistische Organisation des öffentlichen Gesundheitsdienstes kam nach der nationalsozialistischen Gewaltherrschaft für die Bundesrepublik Deutschland nicht infrage. Im NS-Staat war der ÖGD zum ersten Mal zu einem ordnungspolitischen Instrument geworden – das „Gesetz zur Vereinheitlichung des Gesundheitswesens" von 1934 steht vor allem für die Durchsetzung einer rassistischen und menschenverachtenden „Gesundheitspflege" von Staats wegen: Auch mit den Institutionen des öffentlichen Gesundheitsdienstes verfolgten Nationalsozialisten ihre Ziele der Selektion und Euthanasie (zur Geschichte Kap. 7).

Das politische System des Föderalismus wurde deshalb in Westdeutschland nach dem Krieg – und nach der deutschen Einigung 1989 auch in den neuen Bundesländern – ebenso konsequent für die Reorganisation des ÖGD eingesetzt. Entsprechend sind behördliche Strukturen mit unterschiedlicher gesetzlicher und administrativer Reichweite auf Bundes-, Landes- und Kommunalebene entstanden.

2.2.1 Bundesebene

Auf Bundesebene finden sich nur für eine Reihe von Kernbereichen einheitliche gesetzgeberische Grundlagen, vor allem im Bereich von Gesundheitsschutz und Medizinalüberwachung. Dies betrifft den Infektionsschutz, der vor allem im 2003 neu gefassten Infektionsschutzgesetz (IfSG) geregelt ist, außerdem eine bundeseinheitliche Ordnung für die Zulassung von Ärzten, Zahnärzten und Psychotherapeuten, sowie Regelungen für Arzneimittel, Betäubungsmittel und Medizinprodukte.

Seit 1991 ist das Bundesministerium für Gesundheit oberste Gesundheitsbehörde – und zugleich zuständig für die Gesundheitspolitik der Regierung. Im Jahre 2002 wurde die Zuständigkeit neu festgelegt. Das umorganisierte Bundesministerium für Gesundheit und Soziale Sicherung übernimmt seither auch die Aufsichtspflicht zum Sozialgesetzbuch (SGB V und XI). Während das SGB V die Aufgaben der Gesetzlichen Krankenversicherung (GKV) regelt, betrifft das SGB XI die Soziale Pflegeversicherung. Außerdem obliegt dem Bundesministerium die Durchführung der Krankenversorgung nach dem Bundessozialhilfegesetz (BSHG).

Zur Ausführung bestimmter Gesetzesvorgaben und zur Fachberatung im Gesundheitswesen sind dem Bundesministerium eine Reihe von Institutionen nachgeordnet:

- Das Robert-Koch-Institut (RKI) definiert sich als „die zentrale Einrichtung der Bundesregierung auf dem Gebiet der Krankheitskontrolle und -prävention und damit auch die zentrale Referenzeinrichtung des Bundes auf dem Gebiet der anwendungs- und maßnahmenorientierten Forschung und für den Öffentlichen Gesundheitsdienst". Mit dem Infektionsschutzgesetz (IfSG) wurden dem RKI die Aufgaben eines epidemiologischen Zentrums für Infektionskrankheiten auf Bundesebene zugewiesen, verbunden mit dem Aufbau eines fachlich fundierten Meldewesens und erweiterten Instrumenten zur Datengewinnung, Prävention und Forschung. Außerdem übernimmt das RKI die Federführung für die Gesundheitsberichterstattung des Bundes.

- Die Bundeszentrale für gesundheitliche Aufklärung (BZgA) verfolgt seit ihrer Gründung 1967 folgende Aufgaben:
  - Erarbeitung von Grundsätzen und Richtlinien für den Inhalt und die Methoden einer praktischen Gesundheitserziehung
  - Aus- und Fortbildung der auf dem Gebiet der Gesundheitserziehung und -aufklärung tätigen Personen
  - Koordinierung und Verstärkung der gesundheitlichen Aufklärung und Gesundheitserziehung im Bundesgebiet
  - Zusammenarbeit mit dem Ausland

Ausdrücklich orientiert sich die BZgA bei der Umsetzung dieser Aufgaben an den Zielen der Gesundheitsförderung und beruft sich dazu auf deren in internationalen wie nationalen Programmen und Empfehlungen beschriebenen Grundsätze. Weitere Einrichtungen auf Bundesebene:

- Paul-Ehrlich Institut; zuständig für Sera und Impfstoffe
- Bundesinstitut für Arzneimittel und Medizinprodukte
- Bundesinstitut für gesundheitlichen Verbraucherschutz und Veterinärmedizin
- Deutsches Institut für medizinische Dokumentation und Information (DIMDI); es stellt u. a. Informationsdatenbanken zum gesamten Medizinsektor bereit und gibt die amtlichen medizinischen Klassifikationen heraus, z. B. die deutsche Fassung der *International Classification of Diseases* (ICD)

2.2.2 Landesebene

Getreu dem föderalen Prinzip sollen wesentliche Bereiche des Gesundheitswesens durch Ländergesetze geregelt werden. Dazu gehören neben den Aufgaben des ÖGD beispielsweise die Aufsicht über die Heilberufe, die Rechte und Pflichten der stationären Krankenversorgung oder die der Ärztekammern als berufsständischer Vertretung der Ärzte.

Die Bundesländer haben sich schwer getan, landesgesetzliche Lösungen zu gestalten. In vielen Ländern war – häufig bis in die 90er Jahre, zum Teil bis nach der Jahrtausendwende – mangels Neufassung über Jahrzehnte noch immer das erwähnte „Gesetz zur Vereinheitlichung des Gesundheitswesens" aus dem Jahr 1934 in Kraft. Landesgesundheitsämter oder -institute haben als Landesoberbehörden die Aufgabe, die Umsetzung der Landesgesetze oder -richtlinien ohne

Weisungsbefugnis zu unterstützen und die unteren Gesundheitsbehörden zu beraten. Um bestimmte Aufgaben, etwa solche der Qualifizierung von Fachkräften, länderübergreifend zu gewährleisten, haben sich die Länder (bzw. jeweils ein Teil davon) darüber hinaus gemeinsame Einrichtungen geschaffen, wie etwa die Akademien für das Öffentliche Gesundheitswesen in Düsseldorf und München, das Institut für medizinische und pharmazeutische Prüfungsfragen oder die Zentralstelle der Länder für Gesundheitsschutz bei Medizinprodukten.

2.2.3 Kommunale Ebene

In den letzten Jahren hat sich vor allem auf der lokalen Ebene des ÖGD infolge der gesetzlichen Neuregelungen in den meisten Bundesländern die Organisationsstruktur der Gesundheitsämter verändert. Die bemerkenswerteste Konsequenz daraus ist, dass es vielerorts keine Gesundheitsämter mehr in der „klassischen" Behördenform gibt. So wurden im Juli 2003 mit dem Gesundheitsdienst- und Verbraucherschutzgesetz (GDVG) in Bayern beispielsweise die Gesundheitsämter derart in die Verwaltungsstruktur der Kreisbehörden eingebunden, dass dort integrierte „Kompetenzzentren für Gesundheit, Ernährung und Verbraucherschutz" entstehen sollen.

In Baden-Württemberg hat die Eingliederung der 37 vormals staatlichen Gesundheitsämter in die Stadt- und Landkreise zum 1.1.1995 dazu geführt, dass die Dienststellen nunmehr völlig unterschiedliche Organisationsstrukturen aufweisen. Das reicht vom eigenen Gesundheitsdezernat über die Einbindung in Sozial- oder Umweltdezernate bis hin zu einer – an die historische Medizinalpolizei erinnernde – Abteilungsstruktur in Ordnungsdezernaten.

Über die vergangenen Jahrzehnte betrachtet hat der ÖGD jedoch seine hoheitlichen Aufgaben, zum Teil auch lediglich deren Wahrnehmung, deutlich zurückgenommen oder übertragen, Letzteres vor allem der niedergelassenen Ärzteschaft oder spezialisierten Diensten.

2.2.4 Die „dritte Säule"

Im Hinblick auf die zentralen Handlungsfelder des Gesundheitssystems in Deutschland wird der ÖGD traditionell – neben ambulantem und stationärem Sektor – als „dritte Säule" des Gesundheitswesens bezeichnet (Canaris 1992). Ob dieses Bild maßstabgerecht ist angesichts des bereits erwähnten Kostenanteils von 0,8 % der Gesamtausgaben im Gesundheitswesen, darf bezweifelt werden. Gemessen an der Rollenteilung der Akteure kann diese Charakterisierung jedoch in mehrfacher Hinsicht unterstrichen werden:

- Der ÖGD hat das Potenzial, einer der wichtigsten gemeindebezogenen Gesundheitsakteure zu sein, da er im Unterschied zu seinen Partnern keine Partikularinteressen vertritt: „Die Kommunen [und damit ihre Gesundheitsbehörde; Anm. d. Verf.] sind der einzige Handlungsträger im Gesundheitswesen mit expliziter Gemeinwohlverpflichtung und einem gesetzlichen Auftrag, der auf die gesundheitliche Gesamtsituation und die bedarfsgerechte Berücksichtigung aller Bevölkerungsteile ausgerichtet ist" (KGSt 1998, 7).
- Unter Berücksichtigung des oben genannten Aspektes kann dem ÖGD als Fachbehörde einer politischen Verwaltung (auf Landes- bzw. Stadt- oder Kreisebene) eine gesundheitspolitische Steuerungsfunktion zugeschrieben werden – sofern es definierte Gesundheitsziele gibt, für die er die Verantwortungsübernahme bei allen verantwortlichen Beteiligten einfordern, koordinieren und qualitätssichernd begleiten kann. Allerdings wird jeder gesundheitspolitische Auftrag durch das Prinzip der Subsidiarität eingeschränkt: „Grundsätzlich haben Leistungen des kommunalen Gesundheitsdienstes jedoch andere gesetzlich verpflichtete Handlungsträger im Gesundheitswesen nicht von ihren Zuständigkeiten zu entlasten" (KGSt 1998, 7).
- Ein bedeutender Unterschied zwischen den Akteuren im Gesundheitswesen liegt darin, dass der ÖGD steuerfinanziert und jeweils Teil der Kommunal- bzw. Landesverwaltung ist, während sowohl der ambulante als auch der stationäre Sektor versicherungsfinanziert sind und in der Verantwortung von Selbstverwaltungskörperschaften liegen; für den ärztlichen Bereich sind dies die Kassenärztlichen Vereinigungen, für die Versichertengemeinschaft die Krankenkassen – hier ist zu unterscheiden zwischen der Versicherungspflicht in der gesetzlichen Krankenversicherung und der freiwilligen, privaten Versicherung.
- Legt man eine politik- oder organisationswissenschaftliche Sichtweise zugrunde, erhält die Drei-Säulen-Interpretation noch einen anderen Zuschnitt (Grunow/Grunow-Lutter 2000, 12):

„Eine Verortung der Systeme in den zentralen Sektoren Markt (Wirtschaft), Staat und ‚Dritter Sektor' (z. B. Wohlfahrtsverbände, Selbstverwaltungskörperschaften) würde den ÖGD dem Sektor Staat und das ambulante und stationäre Krankenversorgungssystem dem Dritten Sektor (z. T. auch dem Markt) zuordnen. Strukturen und Funktionen der drei Sektoren unterscheiden sich erheblich voneinander, so dass trotz des gemeinsamen Gegenstandes ‚Krankheit / Gesundheit' die sektorbezogenen Gemeinsamkeiten allenfalls marginal sind."

Ungeachtet einer nur schwer objektivierbaren Rollenzuschreibung erweist sich der ÖGD auch vor dem Hintergrund eines seit den 80er Jahren anhaltenden Paradigmenwechsels in den Gesundheitswissenschaften (von der expertenzentrierten Risikoprävention am Rande des Krankheitsspektrums zu „*New Public Health*", mit Betonung gesundheitlicher Ressourcen und aktivierender Beteiligung) sowie in Anbetracht weitreichender Modernisierungsbestrebungen in Verwaltung und Gesundheitswesen als unverzichtbarer Partner, dessen strukturell bedeutsame Rolle im Zusammenspiel der Akteure nicht grundlegend infrage gestellt wird.

Das Gegenteil ist der Fall: In der Veröffentlichung zu ihrem grundlegenden Gutachten für das Büro für Technikfolgenabschätzungen beim Deutschen Bundestag „Nachhaltige Gesundheit und Entwicklung" kommen etwa Trojan und Legewie (2001, 146ff) zu der vorsichtig optimistischen These: „Die Gesundheitsämter sind u. E. trotz enger innerer und äußerer Grenzen ihrer Handlungsmöglichkeiten als potenziell wichtigster Akteur der gemeindebezogenen Gesundheitsförderung anzusehen". Der Bericht der KGSt über „Ziele, Leistungen und Steuerung des kommunalen Gesundheitsdienstes" (KGSt 1998) macht unmissverständlich klar, dass sich der ÖGD vor allem vor dem Hintergrund sozialer Benachteiligung „als wichtiger und hilfreicher Kooperationspartner empfehlen" muss: „Eine aktive kommunale Gesundheitspolitik ist auch in Zukunft unverzichtbar".

2.2.5 Zur Aufgabenstruktur des Gesundheitsamtes

Eine zumindest indirekte Auswirkung auf die künftig erforderlichen Qualifikationsprofile im ÖGD haben die von Trojan und Legewie ebenso wie im KGSt-Bericht umrissenen Schwerpunktverlagerungen im Aufgabenspektrum der Gesundheitsämter. Bislang sind diese allerdings nur in Ansätzen erkennbar. „Tendenziell wird sich das Leistungsspektrum des kommunalen Gesundheitsdienstes verändern:

- von vorwiegend fallbezogenen Leistungen zu gruppen- und lebensraumbezogenen Leistungen; dabei Konzentration auf die Bedürftigen
  und sozial Benachteiligten;
- von vorwiegend unmittelbaren Dienstleistungen zu Managementleistungen und Qualitätssicherung;
- von Krisenintervention zu präventiven Leistungen" (KGSt 1998, 7f).

Den damit verbundenen, in der Praxis häufig noch mehr implizit er-
kennbaren, mit den neueren ÖGD-Gesetzen jedoch explizit vorgege-
benen Zielen wird an anderer Stelle nachgegangen (Kap. 5). Zunächst
finden sich für das Aufgabenspektrum des ÖGD und die Definition
seiner grundlegenden Aufgabenfelder weitgehend übereinstimmende
Beschreibungen. Sie unterscheiden sich vor allem in Nomenklatur und
Gewichtung.

In allen neueren Gesetzen für den ÖGD der Bundesländer finden
sich laut Grunow und Grunow-Lutter (2000, 14; über 100 Einzelaufgaben zusammenfassend) folgende Aufgabenbereiche: 1. Medizinalaufsicht; 2. Gutachterliche Tätigkeiten; 3. Gesundheitshilfe, Gesundheitsförderung, Gesundheitsvorsorge; 4. Gesundheitshygiene und
Gesundheitsschutz sowie 5. Gesundheitsberichterstattung und Gesundheitsplanung.

Der KGSt-Bericht (1998, 10) definiert folgende Bereiche als Handlungsfelder: 1. Gesundheitsförderung; 2. Gesundheitshilfen; 3. Infektionsschutz; 4. Umweltbezogenen Gesundheitsschutz; 5. Qualitätssi-
chernde Maßnahmen für Berufe und Einrichtungen des Gesundheitssystems sowie 6. Gutachterliche Stellungnahmen.

Im Gesetz über den öffentlichen Gesundheitsdienst des Landes
Baden-Württemberg (ÖGDG vom 12.12.1994) schließlich lauten die
Einzelaufgaben für die Gesundheitsämter in der Reihenfolge der Para-
grafen: § 6 Umwelthygiene; § 7 Gesundheitliche Prävention, Gesund-
heitsförderung; § 8 Schulgesundheitspflege, Jugendzahnpflege; § 9
Hygienische Überwachung von Einrichtungen; § 10 (Befugnisse); § 11
Gesundheitsberichterstattung, Epidemiologie sowie § 12 Ärztliche Un-
tersuchungen, Gerichtsärztlicher Dienst.

In der Umsetzung dieser gesetzlichen Vorgaben gliedert schließlich
ein einzelnes Gesundheitsamt – in diesem Falle das des Rhein-Neckar-
Kreises in Heidelberg – seine Aufgaben (nach dem Organisationsmo-
dell der Kreisverwaltung in Fachreferaten) folgendermaßen: 1: Gesundheitsförderung und -berichterstattung; 2: Amtsärztlicher Dienst; 3: Gesundheitsschutz; 4: Gesundheitshilfe; 5: Kinder- und Jugendgesundheit
sowie 6: Heimaufsicht und Verwaltung.

Eine besondere Stellung im Gefüge von Modernisierungsschritten des ÖGD nehmen die Plan- und Leitstellen in Berlin ein. Dort griff die Senatsverwaltung den Gedanken einer kommunalpolitischen Stärkung der Prävention Anfang der 90er Jahre auf und ließ von der Firma *Dornier GmbH* ein Gutachten über eine grundsätzliche Neuorientierung des Öffentlichen Gesundheitsdienstes anfertigen. Dieses Gutachten erschien 1993 mit der Empfehlung, in jedem Bezirk für den Bereich Gesundheit eine Plan- und Leitstelle einzurichten, mit folgenden Aufgabenstellungen: Gesundheitsberichterstattung, Gesundheitsförderung, Gesundheitsplanung, Psychosoziale Koordination und Evaluation.

Die Aufgaben der Plan- und Leitstelle wurden im August 1994 tatsächlich im novellierten Gesundheitsdienst-Gesetz (GDG) verankert. Damit war Berlin das erste Bundesland, in dem die Aufgaben „Gesundheitsförderung, -berichterstattung und -planung" auf kommunaler Ebene eine gesetzliche Grundlage erhielten.

In § 5 GDG ist geregelt, dass in jedem Bezirk das für das Gesundheitswesen zuständige Bezirksamtsmitglied durch eine Plan- und Leitstelle bei der Erfüllung der neuen Aufgaben zu unterstützen ist. Der Plan- und Leitstelle soll ein psychosozialer Koordinator angehören, und die Bereiche Gesundheitsplanung sowie Gesundheitsförderung und Prävention sollen personell vertreten sein. In der Folge wurde in fast jedem Bezirk die Plan- und Leitstelle als Stabsstelle beim Stadtrat für Gesundheit eingerichtet und mit der vorab beschriebenen Aufgabenwahrnehmung betraut. Interessant für die Umsetzung ist der Sachverhalt, dass in einem Teil der Plan- und Leitstellen zumindest nicht von Beginn an eine fachliche Vertretung der Sozialen Arbeit eingebunden war.

Bei Betrachtung der Aufgabenschwerpunkte fällt zunächst formal auf, dass es in der Benennung von Aufgabenfeldern Unterschiede gibt. In der täglichen Praxis wie im konzeptionellen und (kommunal-)politischen Diskurs werden die für den Handlungsrahmen der Berufe im ÖGD und seiner Partner gebräuchlichen Begriffe in der Tat nicht einheitlich eingeführt und genutzt. Da gibt es etwa den medizinisch verorteten „Kinder- und Jugendärztlichen Dienst", der aber ebenso als „Kinder- und Jugendgesundheitspflege", knapp als „Schulärztlicher Dienst" oder – gewissermaßen mit multiprofessionellem Blick – als Abteilung „Kinder- und Jugendgesundheit" geführt wird.

Was seit der Ottawa-Charta in grundsätzlicher Absicht „Gesundheitsförderung" genannt wird, firmiert auch – so in der Neufassung des § 20 SGB V – unter dem bei aller integrativen Betrachtungsweise nur scheinbaren Synonym „Prävention" (bisweilen auch als gesundheitliche Prävention oder – paradox – als Gesundheitsprävention) oder noch weiter verengt als „Gesundheitserziehung". Was zunächst lediglich als Problem der Nomenklatur erscheint („Im Grunde ist doch alles, was wir tun, Gesundheitsförderung"), erweist sich bei genauerem Hinsehen häufig als berufspolitische Differenz.

Ungeachtet solcher begrifflichen Varianzen erweist sich das grobe Gefüge der ÖGD-Aufgaben bei Betrachtung der Organisationsstruktur insgesamt als kongruent. Sie ist nach den traditionellen Aufgabenfeldern gegliedert und inzwischen annähernd flächendeckend ergänzt durch die neuen Ansätze der Gesundheitsberichterstattung und -förderung (die in Zeiten knapper Kassen mancherorts allerdings schon wieder zur Disposition stehen).

Der **amtsärztliche Dienst** ist vor allem mit medizinischen, zum Teil auch psychiatrischen Untersuchungen und Begutachtungen befasst. Das Gutachterwesen schließt zum Teil auch die Mediziner im Kinder- und Jugendmedizinischen Dienst ein.

Umwelthygiene und Gesundheitsschutz haben vor allem überwachende Aufgaben (u. a. Trinkwasser, Badewasser; Gemeinschaftseinrichtungen, z. B. Heime), einschließlich der meldepflichtigen Krankheiten nach dem Infektionsschutzgesetz (IfSG), sollen aber zunehmend auch Planungsberatung leisten, etwa bei Neu- oder Umbauten von Gemeinschaftseinrichtungen.

Der **Kinder- und Jugendgesundheitsdienst** leistet untersuchende und beratende Arbeit zu allen Belangen der Schulfähigkeit von Kindern, begutachtet (drohende) Behinderungen bei Kindern und wird tätig etwa bei Kindesmisshandlung, Schulverweigerung oder Verhaltensauffälligkeiten.

Gesundheitsberichterstattung und Epidemiologie sollen Datengrundlagen und Empfehlungen für Handlungsaufträge an den ÖGD liefern, vor allem für die Bereiche Gesundheitsplanung, Prävention und Gesundheitsförderung. Die in erster Linie regionale Berichterstattung kann Versorgungslücken oder Handlungsbedarf auch außerhalb des Gesundheitssektors (z. B. in Kindergarten oder Schule) identifizieren und Entscheidungshilfe für Kommunalpolitik und Gesundheitsfachverwaltung leisten.

Gesundheitshilfe ist der traditionelle Handlungsraum für die Soziale Arbeit im ÖGD. Zu ihren Kernaufgaben, der unmittelbaren Gesundheitshilfe, dem örtlichen Hilfemanagement und der Prävention ist an anderer Stelle Näheres zu finden (Kap. 3). Zur Gesundheitshilfe zählt regelmäßig auch die psychiatrische Begutachtung, etwa in Fragen der Unterbringung, Dienst- oder Reisefähigkeit.

Gesundheitsförderung (mit Prävention) stellt den am meisten strukturori- entierten Ansatzpunkt des ÖGD zur Mitgestaltung gesundheitsförderlicher Lebenswelten dar und könnte damit gewissermaßen als gesundheitspoli- tische „Speerspitze" des ÖGD fungieren. Eine Strategie, die ausdrücklich sowohl individuelle Gesundheitsressourcen stärken als auch auf förderliche Strukturen in Institutionen und Gemeinwesen hinwirken will, knüpft mehr oder weniger ausdrücklich an Konzepten der Sozialen Arbeit an (Franz- kowiak/Wenzel 1989). Da Gesundheitsförderung aus der Perspektive der vorliegenden Gesamtschau auf den ÖGD als „Leitdisziplin" fungiert, wird darauf in Kap. 5 näher eingegangen.

2.3   Zwischen Subsidiarität und Steuerung

Die Frage nach der Zuständigkeit begleitet den ÖGD seit Gründung der Bundesrepublik Deutschland. Ging es zunächst darum, ein Organ staatlicher Gesundheitspolitik zu entmachten, das zuvor nur allzu leicht zum Instrument der NS-Selektionspolitik werden konnte (Kap. 7), so wuchs im Laufe der Zeit der Einfluss eines marktorientierten ambu- lanten medizinischen Sektors, getragen vor allem durch das Sozialver- sicherungssystem. Neben den Ärzte- und Krankenkassenverbänden nahm sich der ÖGD zunehmend bescheiden aus und gab, ohnehin mit dem grundsätzlichen Behandlungsverbot in seinem Spielraum scharf begrenzt, immer mehr Aufgaben (etwa in den Bereichen Impfung, Vor- sorge oder Hygiene) ab.

Auch Felder wie die Prävention wurden zunehmend für private An- bieter interessant. Niedergelassene Ärzte ließen etwa Sprechstunden- hilfen schulen, um Selbsthilfe- oder Präventionsangebote in der eige- nen Praxis zu halten. Für den ÖGD sind solche Entwicklungen keine Konkurrenz. Seine Aufgabe besteht vor allem darin, Versorgungslücken aufzuspüren und, in Kooperation oder als Initiator von Prozessen und Projekten, für entsprechende Angebote zu sorgen. Dies ist der Kern des Subsidiaritätsgedankens kommunaler Gesundheitspolitik: Je stärker die anderen Handlungsträger des Gesundheitswesens ihre Verantwortung für Gesundheitsförderung übernehmen, desto eher wird die Kommune ihre Aktivitäten zur Gesundheitsförderung auf benachteiligte Gruppen und Lebensräume ausrichten und Managementleistungen erbringen (KGSt 1998, 21).

Es kann folglich nicht darum gehen, andere gesetzlich verpflichtete Handlungsträger im Gesundheitswesen von ihren Verpflichtungen zu entbinden, doch nach KGSt (1998, 18) sind die Kommunen – je nach Rechtslage – der einzige Handlungsträger mit expliziter Gemeinwohl-verpflichtung und einem Auftrag, der auf die gesundheitliche Gesamt-situation *und* die bedarfsgerechte Versorgung aller Bevölkerungsteile ausgerichtet ist.

Die regionale Koordination von Selbsthilfegruppen beispielsweise kann eine wichtige Aufgabe Sozialer Arbeit im Gesundheitsamt sein – wenn sich nicht eine andere Organisation, etwa der Paritätische Wohl-fahrtsverband, mithilfe öffentlicher Zuschüsse und verbandlichem Know-how dieser Frage annimmt. Unter den Vorzeichen der Gesund-heitsförderung als „Leitkonzept" auch für den ÖGD bedeutet Subsidia-rität dann nicht: „Wenn die es machen, machen wir nichts", sondern in differenzierter Würdigung regionaler Gegebenheiten: „Wie können wir beispielweise dazu beitragen, dass die nach unserer Beobachtung in den vorhandenen Angeboten nicht angemessen aufgehobenen Selbsthilfe-potenziale von Migrantengruppen derart gestärkt werden, dass ihnen mehr Aufmerksamkeit widerfährt und auf diese Weise neue Kooperati-onen oder etwa Synergien gestiftet werden?"

Ein „subsidiärer Trend" lässt sich auch in der Verstärkung von Steu-erungsfunktionen für den ÖGD finden. Dies wird am Beispiel Gesund-heitshilfe deutlich: In diesem originären Feld Sozialer Arbeit lassen sich vor allem zwei Handlungsebenen unterscheiden. Die unmittelbare Gesundheitshilfe ist personenbezogen (oder betrifft eingegrenzte Risi-kogruppen) und zielt auf eine zeitnahe und angemessene Vermittlung bedarfsgerechter Hilfen. In komplexeren und längerfristig angelegten Hilfeprozessen kann mit der Methode des *Case Management* ein abge-stimmtes Handeln mehrerer Akteure gewährleistet werden.

Darüber hinaus geht fallübergreifendes Management. Es kann beste-hen aus einer Initiierung oder Unterstützung von überindividuellen Lö-sungsansätzen zu gesundheitlichen Problemen in der Kommune, ange-legt als thematischer Arbeitskreis, Runder Tisch oder im Rahmen eines handlungsorientierten Projektes. Der ÖGD kann aber auch bestehen-de Hilfezusammenschlüsse koordinieren bzw. die Qualitätssicherung übernehmen, etwa zur besseren Zusammenarbeit und Abstimmung von Hausärzten und ambulanten häuslichen Pflegediensten. Dieses Vorgehen kann von Fall zu Fall auch eine kleinräumige Gesundheitsberichterstattung im Versorgungsbereich einschließen, um den Handlungsbedarf zielgenau einschätzen zu können.

Der subsidiäre Trend für diesen Leistungsbereich besteht bei ausreichendem Versorgungsangebot im Gemeinwesen folglich darin, dass der ÖGD den Schwerpunkt „von der unmittelbaren Erbringung von Hilfeleistungen auf das Management von Leistungen und ihre Qualitätsentwicklung bzw. -sicherung; von der Krisenintervention auf frühzeitige und präventive Hilfen; von fallbezogenen Aktivitäten auf gruppen- bzw. lebensraumbezogene Aktivitäten" (KGSt 1998, 28) verlagert.

2.4   Professionalität auf dem Prüfstand – zum (langsamen) Wandel der Berufskultur

Wir haben den ÖGD als heterogene Institution im Wandel beschrieben, die gleichzeitig mit einer Reihe von Konzeptionen unterschiedlicher Reichweite zu operieren hat. Dies erzeugt Widersprüche und Reibungen, die auch in der eigenen Organisation wirken und für hierarchische wie kollegiale Beziehungen eine Herausforderung sind.

Dabei geht es sowohl um berufspolitische Haltungen als auch um professionelle Standards zur Aufgabenerfüllung. Dimensionen des Wandels sind immer auch Dimensionen der Verunsicherung, der Dialektik von Bewahren und Verändern. Am Modell von Weber (1989) lässt sich dieser Spannungsbogen verfolgen.

Weber sieht in der Beschlussfassung der Gesundheitsministerkonferenz von 1982 einen Wendepunkt für das Gesundheitsverständnis im ÖGD, der schließlich mit der Ottawa-Charta im Jahre 1986 eine entscheidende „Bekräftigung" erfährt: Gemäß der Definition, mit der die WHO bereits 1948 der Gesundheit die Dimensionen eines „körperlichen, seelischen und sozialen Wohlbefindens" zugeschrieben hatte, wird ein „positives" Gesundheitskonzept aufgenommen und der Anspruch formuliert, dieses für die Arbeit der Gesundheitsämter verbindlich zu machen.

Eine stärker lebensweltliche Orientierung, die auch die Ursachen gesundheitlicher Belastungen nicht ausklammert und auf die Selbstermächtigung und Teilhabe von Betroffenen vertraut, stellt für den ÖGD allerdings eine konzeptionelle und auf das Berufsrollenverständnis zielende Herausforderung dar. Dieses „Konfliktfeld" mit zwei Ebenen von Polaritäten hat Weber als Auftrags- und Rollenkonflikt beispielhaft

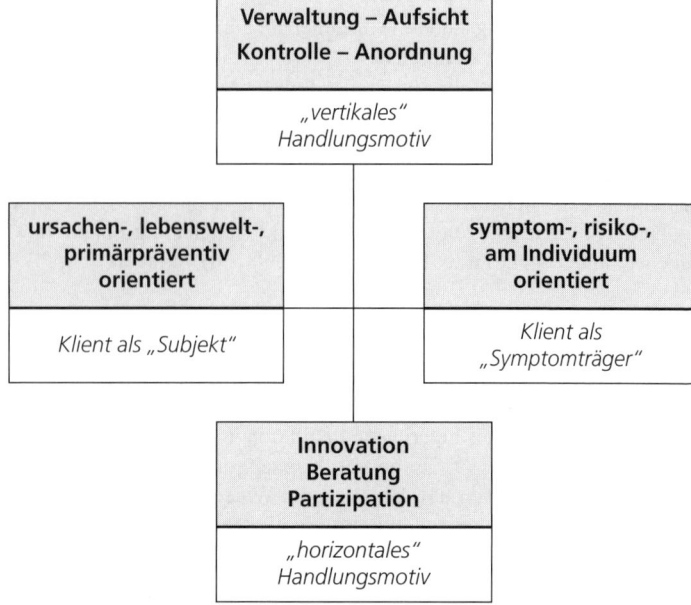

Abb. 1: Dimensionen des Berufswandels im ÖGD (nach Weber 1989)

diskutiert. Das traditionelle Selbstverständnis eines auf das Individuum bezogenen, symptom- und risikoorientierten Aufgabenzuschnittes kontrastiert nunmehr zu einer lebensweltlichen Orientierung, die den Anspruch verfolgt, den Einzelnen und die Zielgruppe verstärkt im Lebens- und Arbeitszusammenhang wahrzunehmen, die eigene Arbeit primärpräventiv, also weniger an Krankheitsgefährdungen und Gefahrenabwehr auszurichten und verursachende Umfeldbedingungen in das eigene Handlungskonzept einzubeziehen.

Auf der Ebene der Handlungsstruktur steht dem Selbstverständnis als „Verwalter", mit einer über Jahrzehnte gewachsenen Dominanz von Aufsichts- und Kontrollfunktionen, nun ausdrücklich das neue Verständnis eines „Beraters" gegenüber, der die Interessen und Ziele der Ratsuchenden bzw. Zielgruppen explizit in seinen Beratungsprozess einbezieht und für sein eigenes Handeln innovative Spielräume in Anspruch nimmt. In diesem Spannungsverhältnis können nun nach Weber unterschiedliche „Prototypen" für das praktizierte Selbstverständnis des ÖGD beschrieben werden. Sie sind idealtypisch den vier beschriebenen Polaritäten zugeordnet und können, auf das Schaubild bezogen, vier Quadranten zugewiesen werden.

- Der erste Quadrant steht für das herkömmliche „klassische" Verständnis von Aufgaben und Rollen im ÖGD. Im Vordergrund stehen etwa Reihenuntersuchungen, Infektionsschutz, Vorbeugung durch Impfungen, Lebensmittelkontrollen, individuelle krankheitsbezogene Beratung oder die Bekämpfung von Risikofaktoren in der Prävention.
- In der zweiten Handlungsdimension wird das eher klassische Konzept ergänzt oder erweitert, beispielsweise um Fortbildungsmaßnahmen oder Aufklärungskampagnen für Lehrer, Eltern, Schulklassen, Ärzte und andere Zielgruppen. Themen wie AIDS, Drogen oder Ernährung werden im Sinne des neueren Verständnisses von Prävention aufgegriffen.
- Wenn Beratungsansatz und lebensweltliche Orientierung im ÖGD an Bedeutung gewinnen und das klassische Handlungskonzept immer mehr ablösen, rücken Kompetenzen und Arbeitsweisen in den Vordergrund, die weniger dem medizinischen Verständnis verpflichtet sind als dem Sozialer Arbeit:

  - Erhebung und Bekämpfung krank machender Ursachen, etwa Wohnsituation oder einkommensabhängiger Lebensumstände, daraus resultierende Verhaltensweisen in Freizeit, Ernährung oder Arbeit, gesundheitliche Folgen von Arbeitslosigkeit
  - Entwicklung von Interventionsstrategien zur Einwirkung auf die erhobenen lebensweltlichen Bedingungen, mit dem Ziel einer Aktivierung von „Selbstheilungskräften" in den jeweiligen Lebenszusammenhängen (*Empowerment*, „Betroffene zu Beteiligten machen")
  - primärpräventive Konzepte im Sinne einer Veränderung der Lebenswelt mit dem langfristigen Ziel der Beseitigung krank machender Ursachen

Bei einem derartig „strategischen" Arbeitsansatz des ÖGD muss zwangsläufig die Kontroll- und Aufsichtsfunktion des Gesundheitsamtes an Bedeutung verlieren – ohne gänzlich zu verschwinden, da der ÖGD weiterhin hoheitliche Aufgaben zu erfüllen hat – zugunsten einer neuen Rolle, in der in zunehmendem Maße Beratung, Ressourcenförderung und kontextbezogene innovative Handlungsansätze gewollte und strukturgebende Bestandteile der Arbeit sind. Unzweifelhaft bietet eine solche strategische Ausrichtung des ÖGD eine breite Palette an Handlungsmöglichkeiten, die Kompetenz und Identität von Fachkräften der Sozialen Arbeit besonders herausfordern und herausstellen können.

- Mit einem Selbstverständnis in der Dimension des vierten Quadranten wächst für den ÖGD die Rolle des kommunalpolitischen Akteurs. Aufsichts- und Kontrollfunktionen werden nunmehr verstärkt als Instrumente einer aktiven Kommunal-, Wirtschafts- und Umweltpolitik verstanden. Im Sinne einer bevölkerungsmedizinischen Anwaltschaft werden mögliche Belastungen oder Ressourcen der Bürgerschaft nicht nur geprüft und dokumentiert, sondern auch Maßnahmen zur Veränderung empfohlen und nach Möglichkeit eingeleitet bzw. in entsprechenden Projekten begleitet (etwa in setting-orientierten Langzeitprojekten wie „Gesunde Stadt" oder „Gesundheitsfördernde Schulen").

Ein derart weit gefasster konzeptioneller Ansatz für die Arbeit von Gesundheitsämtern erfordert ein Rollenverständnis (und die entsprechende Akzeptanz in Verwaltung und Politik), das Konfliktfähigkeit gegenüber Politik, Wirtschaft, Interessengruppen und dem kommunalen Verwaltungsapparat ebenso einschließt wie eine umfassende Kompetenz der Behörde, sich im komplexen Handlungsfeld kommunaler „Wohlfahrt" souverän zu bewegen, um an der fachpolitischen Willensbildung beteiligt zu sein. Hierbei spielt – was Weber in seinem Beitrag nur beiläufig behandelt – der Paradigmenwechsel zur Gesundheitsförderung als Aufgabe des ÖGD eine wichtige, wenngleich in der Praxis sehr widersprüchliche, Rolle.

In den 90er Jahren hat vor allem diese fachliche Debatte um den Stellenwert der Gesundheitsförderung zur Präzisierung von Fragen, Erwartungen und Ungleichzeitigkeiten bezüglich Organisation und Professionalität des ÖGD beigetragen. Dieser Prozess, der in erheblichem Maße das Selbstverständnis Sozialer Arbeit im Gesundheitswesen tangiert und neben einer breiten Diskussion um die Abgrenzung von Berufsbildern auch in der Entwicklung von sachgerechten Aus- und Weiterbildungskonzepten – vor allem an Fachhochschulen – Spuren hinterlassen hat, wird in Kap. 5 nachgezeichnet.

Webers Szenario bietet Gelegenheit, sich den spannungsreichen und auch für die Definition von Berufsrollen und Handlungsaufträgen im ÖGD widersprüchlichen Tendenzen in der Modernisierungsdiskussion abwägend zu nähern. Natürlich sind die skizzierten Aktionsfelder keine Beschreibungen realer Alternativen – in dieser „Reinkultur" kommen sie nicht vor, mischen sich vielmehr und machen dadurch den Prozess und die Ziele der Neudefinition öffentlicher Gesundheitsversorgung nicht einfacher. Dass dabei Einflussgrößen wie die der Bestrebungen zu einer umfassenden Verwaltungsreform – gemeinhin mit dem Schlagwort vom Neuen Steuerungsmodell (NSM) verknüpft – noch nicht explizit berücksichtigt sind, verweist auf einen zusätzlichen Strukturfaktor. Auch dieser Reformprozess, der mit der Entwicklung von „Produktbeschreibungen" und „Kennzahlen"-Systemen eine Vision „dezentraler Ressourcenverantwortung" verbindet und Wirtschaftlichkeit sowie verlässliche Qualität der Leistungserbringung sicherstellen soll, hat sich bundesweit in Tempo und Umsetzungstiefe relativ uneinheitlich vollzogen.

Vor allem für die Aufgabenfelder Sozialer Arbeit im ÖGD erweisen sich quantifizierende Methoden der Leistungsdokumentation dann als schwierig, wenn sie nicht auf Fallzahlen individueller Beratungsvorgänge bezogen werden können. Prozessorientierte Aktivitäten, wie die Moderation gesundheitsförderlicher Schulentwicklung mit mehreren Zielgruppen und Partnern über einen längeren Zeitraum, bedürfen einer anderen, qualitativ differenzierenden Beschreibung als beispielsweise im Bereich Öffentlichkeitsarbeit die Zahl der in einem bestimmten Messzeitraum verteilten Informationsbroschüren.

3 Zielgruppen und Grundzüge Sozialer Arbeit im Öffentlichen Gesundheitsdienst

3.1 Grundzüge Sozialer Arbeit im ÖGD

Bei der Betrachtung der Organisationspläne und Aufgabenstrukturen von Gesundheitsämtern lassen sich vier Handlungsdimensionen Sozialer Arbeit beschreiben, die zugleich das Methodenrepertoire des Berufsbildes spiegeln:

- Nach wie vor bilden Einzelfallhilfe, Beratungsarbeit und neuerdings *Case Management* den Kern sozialarbeiterischer Tätigkeit im Amt. Dazu gehören etwa die Beratung psychisch Kranker oder die Tuberkulosenfürsorge, die Schwangerschaftskonfliktberatung oder die Beratung von Behinderten bzw. Familien mit von Behinderung bedrohten Kindern, aber beispielsweise auch die Durchführung von Schulsprechstunden für Jugendliche.
- Vor allem im Bereich der Betreuung von Selbsthilfegruppen und bei Maßnahmen der Prävention werden Methoden der (sozialen) Gruppenarbeit eingesetzt, so im Rahmen sexualpädagogischer Projekte (AIDS-Beratung) oder in der Suchtprävention, aber beispielsweise auch bei der Betreuung von pflegenden Angehörigen.
- Zunehmend werden diese Tätigkeiten ergänzt – oder sogar ersetzt – durch Aufgaben des Sozialmanagements, etwa im Rahmen koordinierender und vernetzender Tätigkeiten. Dazu zählen beispielsweise die Koordinierung außerstationärer sozialpsychiatrischer Angebote oder die Moderation von Projekten zur interkulturellen Gesundheitsvorsorge.
- Eine vierte Dimension umfasst vor allem den Handlungsauftrag Gesundheitsförderung. Er beinhaltet eine integrierte Tätigkeit, die Aspekte der Netzwerkarbeit, der Prozessmoderation in gesellschaftlichen Settings (z.B. Stadtteil, Schule oder Kindertageseinrichtung) sowie die struktur- und personalbezogene Beratung von Institutionen und Organisationen und ferner die Beratung und Qualifizierung von Multiplikatoren einschließt (Kap. 5).

Nicht zufällig weisen die vier Handlungsdimensionen eine wachsende Komplexität auf – und ebenso offenkundig ist die Beobachtung, dass der tatsächliche Anteil von Fachkräften in den vier Praxisdimensionen mit steigender Komplexität deutlich abnimmt. Umgekehrt bedeutet dies, dass soziale Arbeit im ÖGD nicht nur traditionell, sondern auch aktuell vielerorts (noch) vor allem Beratungs- und Vermittlungstätigkeit im Einzelfall ist. Diese Tätigkeiten sind in der Regel dem Aufgabenbereich der Gesundheitshilfe zugeordnet.

Bei einem landesweiten Workshop für Fachkräfte der Sozialen Arbeit im ÖGD Baden-Württembergs („Soziale Arbeit im ÖGD – zwischen Sozialdienst und Gesundheitsförderung") fanden sich fast zwei Drittel der – nicht streng repräsentativen – Teilnehmenden zur Frage „Wie arbeiten wir überwiegend?" weitgehend im Quadranten der Einzelfallhilfe wieder, jeweils jeder Zehnte sah in Gruppenangeboten oder Koordinationsaufgaben einen Schwerpunkt und rund 15 % gaben Gesundheitsförderung bzw. gemeinwesen- oder setting-orientierte Arbeit (Schule, Gesunde Stadt) als zumindest gleichwertigen Arbeitsauftrag an.

Gefragt nach ihrem professionellen Profil, wurden neben den vier genannten Handlungsdimensionen die drei für Soziale Arbeit wichtigsten Sachgebiete im ÖGD genannt: Gesundheitshilfe, Prävention und Gesundheitsförderung. Als Charakteristika des Berufsbildes hoben die Fachkräfte eine multidisziplinäre Ausbildung, damit verbunden die notwendige Abgrenzung zu anderen Berufsgruppen (vor allem zu Medizinern und Verwaltungsfachkräften) sowie drei Kompetenzbereiche hervor: die differenzierte Kenntnis im Bereich materieller und rechtlicher Hilfen sowie das Wissen um Strukturen und deren Nutzbarkeit.

3.2 Zielgruppen im Aufgabenspektrum Sozialer Arbeit

Aus dem großen Spektrum der Zielgruppen bzw. Aufgaben Sozialer Arbeit im ÖGD werden im Folgenden einige hervorgehoben. Sie geben Einblicke in Zuschreibungen und Reichweiten des Arbeitsauftrages – bei genauerem Hinsehen zeigen sie aber zugleich den erweiterten Handlungsspielraum und die Übergänge in Richtung Methodenvielfalt, angrenzende Aufgabengebiete und gesundheitspolitische Verantwortung im Sinne bevölkerungsorientierter Gesundheitsdienstleistungen.

Vor allem das eher neue Handlungsfeld Migration und Gesundheit liefert Hinweise auf das Potenzial Sozialer Arbeit im ÖGD: Sensibilisierung für überindividuelle Zusammenhänge, regionale und überregi-

onale Kooperation sowie die Initiierung langfristig wirksamer Ange-
bots- und (Selbst-)Hilfestrukturen. Dieses Aufgabengebiet nimmt zu
exemplarischen Zwecken den größten Raum in der Darstellung ein.

3.2.1 AIDS-Beratung und Sexualpädagogik

Nachdem Mitte der 80er Jahre das Ausmaß der Bedrohung durch den
HI-Virus und die erworbene Immunschwächekrankheit AIDS auch
in Westeuropa erkannt worden war, wurde ein für bundesdeutsche Verhältnisse in diesem Umfang unbekanntes multimediales und intersek-
torales Langzeitprojekt gestartet, das im gesamten Bundesgebiet eine
Ausstattung der Gesundheitsämter mit Fachkräften für Aufklärung,
Beratung und öffentlichkeitswirksame Maßnahmen der Prävention
bewirkte.

Gesundheitsämter bieten seither unter anderem eine anonyme Erst-
beratung sowie einen kostenlosen AIDS-Test mit intensiver Beratung
an. In enger Zusammenarbeit mit anderen in der AIDS-Prävention
engagierten Institutionen und Vereinen (u. a. Einrichtungen der AIDS-
Hilfe, die auch die Betreuung der manifest Erkrankten übernehmen und
durch die bundesweit operierende Deutsche AIDS-Hilfe repräsentiert
werden, aber ebenso Elternvereinen oder Kliniken) gewährleisten die
AIDS-Beratungen einen neutralen öffentlichen Beratungszugang für
die breite Öffentlichkeit und zugleich eine vernetzte Anstrengung für
eine unaufhörliche öffentliche Aufmerksamkeit. Inzwischen waren die
Bemühungen um Aufklärung vor allem in den vor fast 20 Jahren iden-
tifizierten Hochrisikogruppen erfolgreich, zumindest in den westlichen
Industrieländern: Die Zahl der Neuerkrankungen unter Homosexuellen
und Drogenabhängigen ist seither deutlich zurückgegangen. Im Gegensatz dazu zeichnet sich Anfang des 21. Jahrhunderts ein Anstieg der
Ansteckungsrisiken in der sexuell eher wieder unbekümmert agieren-
den heterosexuellen Bevölkerung ab.

Vor diesem Hintergrund wurde eine krankheitsunspezifischere und
lebensweltlichere Arbeit in Sexualpädagogik und Partnerschaftsbera-
tung immer wichtiger. Vor allem für pubertierende Jugendliche und
Heranwachsende existiert ein breites Veranstaltungsangebot innerhalb
und außerhalb des Schulbetriebes, darunter etwa geschlechtsspezifische Vorgehensweisen und Konzepte der *Peer Education*, bei denen
jugendliche Multiplikatoren dafür geschult werden, die Thematik in der
Gleichaltrigengruppe angemessen zu bearbeiten. Auch für diese Hand-

lungsaufträge werden in den Gesundheitsämtern Kompetenzen und Ressourcen bereitgehalten, darunter auch immer wieder Spezialqualifikationen, wie etwa theaterpädagogische Kenntnisse.

Das themenspezifische Leistungsspektrum Sozialer Arbeit in Gesundheitsämtern befindet sich vor Ort zum Teil in Konkurrenz mit anderen Fachanbietern, etwa Pro Familia oder parteilichen Initiativen der Mädchen- und Jungenarbeit. Hier ist, wie in vielen Sektoren des Aufgabengebietes, die koordinierende Leistung der ÖGD-Fachstellen gefordert, um Doppelarbeit zu vermeiden, die Qualität des lokalen Angebotes zu erhöhen und Verdrängungswettbewerbe im psychosozialen Bereich zu vermeiden.

Unter dem Strich hat sich die AIDS-Beratung der 80er Jahre vielerorts konsequent weiterentwickelt zu einer qualifizierten, sozialpädagogischen Zielgruppenarbeit auch des ÖGD im Spannungsfeld von Erwachsenwerden, Sexualität und Beziehungsfähigkeit.

3.2.2 Suchtberatung und Suchtprävention

Suchtberatung und -prävention sind als Handlungsfelder Sozialer Arbeit in Deutschland überwiegend durch spezialisierte Beratungseinrichtungen sowie Fachstellen in kommunalen Jugendämtern repräsentiert (Sting / Blum 2003). Dies betrifft sowohl die Suchtkrankenhilfe, also die Betreuung und Vermittlung Suchtkranker in Therapie und Nachsorge, als auch Beratung und Prävention zu Fragen der Abhängigkeit von legalen und illegalen Suchtmitteln, aber auch substanzunabhängige Suchtstrukturen, wie etwa Spielsucht.

In Baden-Württemberg etwa ist der ÖGD in unterschiedlicher Weise in die Kette der Suchthilfe integriert. Während mancherorts die regional eingesetzten und durch eine Mischfinanzierung von Land, Kommunen und Krankenkassen beschäftigten „Kommunalen Suchtbeauftragten" unmittelbar den Gesundheitsämtern oder -dezernaten zugeordnet sind, besteht in anderen Landkreisen eine arbeitsteilige Kooperation, da die Suchtbeauftragten dort zu den Jugendämtern oder Sozialdezernaten gehören und die Fachstellen im Gesundheitsamt Akteure im Spektrum verschiedener Trägereinrichtungen sind. Auch hier wirkt in vielen Fällen das Prinzip der Subsidiarität, vor allem bei der Zuständigkeit für Koordination, Finanzierung oder Programmgestaltung durch andere Fachstellen.

Ein Spezifikum des ÖGD liegt in den Folgen von Multiprofessionalität und vernetzter Arbeit: Schule gerät beispielsweise aus mehrfacher Perspektive in den Blick, sodass ein Thema wie Sucht professionell mit dem Fokus auf Entwicklung und Risiken von Kindern und Jugendlichen, ebenso aber mit dem Schwerpunkt Lehrergesundheit betrachtet werden kann: der Lehrerberuf zählt zu den Berufsgruppen mit dem höchsten Suchtrisiko, so dass auch aus Sicht des Amtsärztlichen Dienstes Handlungsbedarf für Prävention und teamentwicklerische Aktivitäten im Schulalltag besteht. Die in dieser Mehrdimensionalität des institutionellen Auftrages schlummernden Synergien für Gesundheitsförderung in Schulen werden bislang zu wenig genutzt.

3.2.3 Schwangerschaftskonfliktberatung

Die Beratung bei Schwangerschafts- und Partnerschaftskonflikten zählt zum traditionellen Aufgabenspektrum einer familienbezogenen Gesundheitsfürsorge. Schwangeren- und Säuglingsfürsorge galt in der Geschichte des ÖGD (Kap. 7) vor allem den benachteiligten Bevölkerungsgruppen und wurde vor einem Jahrhundert (neben kirchlichen Einrichtungen) von der noch jungen Wohlfahrtspflege vornehmlich in städtischen Strukturen angeboten.

Gegenwärtig greift beim Einsatz Sozialer Arbeit in Gesundheitsämtern verstärkt das Subsidiaritätsprinzip. In Baden-Württemberg etwa wurde gesetzlich festgeschrieben, dass durch die Gesundheitsämter ein Angebot nur so lange bereitzuhalten sei, „bis ein ausreichendes Angebot von Beratungsstellen nach dem Schwangeren- und Familienhilfegesetz im jeweiligen Amtsbezirk gesichert ist" (§ 23 ÖGDG vom 12.12.1994). Durch die Verschärfung der Beratungsstrukturen in den katholischen Einrichtungen nach Intervention des Vatikans Ende der 90er Jahre blieb die Beratungsleistung des ÖGD vielerorts zumindest vorübergehend erhalten. Die Geltung des Subsidiaritätsprinzips ist hingegen für kaum ein anderes Aufgabengebiet Sozialer Arbeit im ÖGD derart offenkundig.

3.2.4 Sozialpsychiatrischer Dienst

Der Umgang mit psychisch bzw. demenziell erkrankten bzw. behinderten Menschen erfordert für Angehörige, Fachdienste, Behörden und Institutionen stets die Klärung von Versorgungs- und Unterbringungsleistungen und für die Betroffenen die Beratung zu sozialrechtlichen Ansprüchen. Hier leistet soziale Arbeit Einzelfallhilfe und *Case Management*, etwa zu Fragen der stationären bzw. komplementären Unterbringung oder zu den Möglichkeiten der rechtlichen, medizinischen und sozialpädagogischen Intervention. Daneben kann der Sozialpsychiatrische Dienst (zum Teil in Kooperation mit anderen Fachabteilungen) Projekte und Fortbildungsveranstaltungen im Arbeitsfeld initiieren, etwa für Multiplikatoren und Kooperationspartner (z. B. zur jährlichen Woche der Seelischen Gesundheit) oder für pflegende Angehörige.

Soziale Arbeit übernimmt aber ebenso Verantwortung, teilweise auch geschäftsführende Funktionen, für die Koordination und Planung der außerstationären psychiatrischen Versorgung, in der Regel in Abstimmung mit hauptamtlichen Fachärzten für Psychiatrie. Dazu gehören Aufgaben der regionalen Vernetzung und Bedarfsermittlung, folglich auch Elemente der örtlichen Gesundheitsberichterstattung, Erarbeitung und laufende Fortschreibung der Versorgungsplanung für die Region sowie Mitwirkung in fachrelevanten Gremien.

Das Ausmaß der sozialpsychiatrischen Aufgaben im ÖGD schwankt je nach Größe und Funktionszuweisung zwischen einer Teilzeitaufgabe in kleinen ländlichen und einer eigenen, multiprofessionellen Fachabteilung in großen städtischen Ämtern. Auch hier geht vielerorts ein Abbau von Ressourcen einher mit der Verlagerung zu eher koordinierenden Tätigkeiten.

3.2.5 Sozialmedizinische Hilfen und Sozialdienst

Die Versorgung und Vermittlung von Menschen, die mit gesundheitlichen Beeinträchtigungen und Krankheiten leben oder durch ihre Lebenssituation in besonderem Maße gesundheitlich gefährdet sind (z. B. Suizidgefahr), ist Aufgabe des Sozial(-medizinischen) Dienstes des ÖGD. Beraten werden Betroffene, Angehörige, Bezugspersonen und andere Fachdienste bzw. Berufsgruppen. Die Aufgabenerfüllung findet je nach Fallsituation in enger Abstimmung mit dem medizinischen oder psychiatrischen Fachpersonal statt.

Am Beispiel des Stuttgarter Gesundheitsamtes lässt sich zeigen, welche arbeitsteiligen Aufgabenbereiche ein Sozialdienst im ÖGD abdecken kann. Dort hatte in den 70er Jahren eine Umorganisation stattgefunden, mit der etwa fachfremde Aufgaben, beispielsweise im Vorsorgebereich des Kinder- und Jugendgesundheitsdienstes oder bei Verwaltungsaufgaben in der Tuberkulosenfürsorge (Otto 1981; Neumann 1981) abgegeben wurden. Das damals neu erstellte Organigramm weist ein umfangreiches Beratungsstellenkonzept aus – in Anbetracht einer verstärkten Arbeitsteilung durchaus mit Aspekten von Konkurrenz und Gefühlen der Benachteiligung verknüpft.

Neben der Zuarbeit für den Kinder- und Jugendärztlichen Dienst (chronisch kranke, lernbehinderte oder psychosomatisch auffällige Kinder und Jugendliche) kümmerten sich die zum Teil ausgelagerten Beratungsstellen um hör- und sprachbehinderte, um asthmakranke oder um sehbehinderte Kinder und Jugendliche. Eine weitere Stelle bot Hilfen für entwicklungsgestörte, geistig oder mehrfach behinderte Kinder und Jugendliche an. Hinzu kamen Stellen für Tuberkulosekranke oder chronisch Kranke sowie Dialyse-Patienten nebst § 218-Beratung, für Prostituierte und Gefährdete, für Körperbehinderte aller Altersgruppen sowie für psychisch Kranke, geistig Behinderte und Suchtkranke.

Fast 30 Jahre später, seit dem Jahr 2002, weist die neu organisierte, interdisziplinäre Abteilung „Chronische Erkrankung und Behinderung – Beratungsstellen und Sozialdienst / Medizinische Untersuchung und Beratung" ein konzentrierteres Organigramm (mit reduziertem Personalstamm) aus: Das „Sachgebiet 1: *Chronische Erkrankung*" umfasst „Risikogeborene und chronisch kranke Kinder und Jugendliche" sowie „Tumorkranke, Dialysepatienten und chronisch kranke Menschen", und das „Sachgebiet 2: *Behinderung*" gliedert sich in „Menschen mit geistiger Behinderung und Eltern mit deutlich entwicklungsverzögerten Kindern", „Menschen mit Körperbehinderung" sowie „Menschen mit Hör-, Seh- und Sprachbehinderung".

Aufgaben der sozialmedizinischen Beratung für Erwachsene stehen regelmäßig im Zusammenhang mit gesetzlichen Bestimmungen wie dem Betreuungsrecht (BtG), dem Unterbringungsgesetz für psychisch Kranke (UBG) oder dem Infektionsschutzgesetz (IfSG; bis 2003 Bundesseuchengesetz, BSeuchG). Damit verbunden sind auch Interventionen vor Ort, so bei fehlender Einsicht in eine notwendige Behandlung, Selbst- bzw. Fremdgefährdung oder Verwahrlosung.

3.2.6 Migration und interkulturelle Gesundheitsförderung

Einwanderung und Flucht haben seit Anfang der 90er Jahre des 20. Jahrhunderts in Deutschland auch im ÖGD eine neue, erhöhte Aufmerksamkeit eingefordert. Anders als in den Jahrzehnten der Arbeits-immigration ergaben sich aus den vorübergehend stark anwachsenden Migrationsbewegungen von Süden nach Norden und von Osten nach Westen (u. a. aus afrikanischen Krisenregionen, Afghanistan und der Balkanregion sowie aus den Ländern der Russischen Föderation) Aufgaben der gesundheitlichen Versorgung und psychosozialen Beratung, für die kaum „migrationssensible" bzw. ethnomedizinische Kompetenzen vorhanden waren.

Neben den routinierten seuchenhygienischen Rastern musste ein Verständnis interkultureller Gesundheitspflege erst erarbeitet werden. Zuwanderung beschäftigte laut Schmacke (1995, 45f) den ÖGD zunächst auf folgenden Ebenen:

- Der ÖGD sollte die Einschleppung von Infektionskrankheiten verhindern. Wenig entwickelt waren dagegen „konzeptionelle Überlegungen, Erstuntersuchungen von Zuwanderern im Sinne eines umfassenden Gesundheitsschutzes für die Betroffenen und die Vermittlung erforderlicher medizinischer und psychosozialer Hilfen zu nutzen".
- Die Gesundheitsämter wurden „mit der Begutachtung von Zuwanderern betraut, wenn diese gesundheitliche Gründe gegen eine Umverteilung innerhalb Deutschlands oder eine Ausweisung nach Ablauf der Aufenthaltserlaubnis geltend machen". Diese Beurteilung der „Reisefähigkeit" gehört seit Jahren zur regelmäßigen Aufgabe von Ärzten und Psychiatern des ÖGD.
- Im Rahmen des Bundessozialhilfegesetzes (BSHG) sowie des Asylbewerberleistungsgesetzes muss der ÖGD die Anfrage der Sozialämter beantworten, „wie der Leistungsumfang innerhalb der Krankenhilfe festzulegen ist" – mit teilweise stark voneinander abweichenden Einschätzungen der beteiligten Institutionen.
- Schließlich wird der ÖGD auch in Fragen der Unterbringung von Zuwanderern eingebunden: „Hier wird in unerwarteter Weise die Wohnungsfrage für den ÖGD erneut zu einem Betätigungsfeld, da in der Öffentlichkeit und Administration die Vorstellungen über zumutbare Wohn- und Lebensbedingungen für diese Gruppen weit auseinandergehen".

Im Zuge der massiven ausländerfeindlichen Kampagnen und Anschläge Anfang der 90er Jahre verstärkten die Fachkräfte der Sozialen Arbeit im ÖGD nicht zuletzt vielerorts die Bemühungen um eine engere Kooperation mit interkulturell arbeitenden bzw. für die Belange ausländischer Mitbürger zuständigen Einrichtungen und Initiativen. Während es dabei zunächst vor allem um Mängel und Missverständnisse in der medizinischen Versorgung ging, wurde zunehmend die interkulturelle Qualität und Kompetenz im gesamten psychosozialen Kontext der Lebens- und Versorgungsbedingungen von Migranten eingefordert (Beauftragte der Bundesregierung 2000; Hegemann et al. 2002).

Beispielsweise war lange Zeit kaum beachtet worden, dass fast 40 Jahre nach dem Beginn einer gewollten Arbeits-Immigration nach Deutschland (West) die erste „Gastarbeiter"-Generation in das Rentenalter kam, ohne dass Seniorentreffs, Altenpflegeheime oder andere Einrichtungen im oder am Rande des Gesundheitswesens eine interkulturell sensible Vorbereitung getroffen hatten. Es ging daher auch im ÖGD um die „interkulturelle Öffnung dieser Dienste als Zeichen der Anerkennung des unumkehrbaren Zuwanderungsprozesses, der auch in diesen Institutionen zu Veränderungen führen muss" (Marieluise Beck, Beauftragte der Bundesregierung für Ausländerfragen 2000, 5).

Im ÖGD führte dieser Prozess zu verstärkten Bemühungen, interkulturelle Kompetenzen in das Dienstleistungsangebot zu integrieren, Kooperationen vor Ort zu stiften und im deutschsprachigen wie europäischen Raum Kontakte zu Modellregionen aufzubauen, die bereits Erfahrungen mit integrativen Modellen und interkulturellen Kompetenzen gemacht hatten. So wurde ein niederländisches Modell interkulturell qualifizierter Pflege für ältere türkische Migranten auf bundesdeutsche Verhältnisse übertragen und modellhaft in mehreren Regionen eingeführt.

Die Umsetzung der gesundheitspolitischen Zielsetzung, soziale Benachteiligungen abzubauen, hat inzwischen zu einer Reihe von Maßnahmen und Angeboten des ÖGD geführt, mit denen die interkulturelle Kompetenz gesteigert und das konkrete Hilfsangebot deutlich ausgeweitet wird. Beispiele dafür finden sich etwa in der AIDS-Prävention (Krauss/Wöhler 2000, 67ff), in der Schulgesundheitspflege (Körber 2000, 73ff), in der Sensibilisierung von Multiplikatoren für Flucht und Trauma oder in der Zwangsmigration und dem Menschenhandel mit Frauen.

Zur Sicherung der Nachhaltigkeit und regionalen Verankerung solcher Prozesse wurde beispielsweise 1992 auf Initiative des (damals noch) Staatlichen Gesundheitsamtes Heidelberg eine regionale Projektgruppe „Macht Fremd-sein krank? Migration und Gesundheit" eingerichtet, die sich zunächst mit Problemen der Zugangsbarrieren und Versorgungsschwächen beschäftigte, Fremdsprachenkenntnisse in Arztpraxen erkundete und einen medizinischen Dolmetscherdienst forderte. Bald erkannten die beteiligten Fachkräfte, dass das institutionelle Angebot den Erfordernissen einer interkulturellen Öffnung nicht entsprach. Andererseits lag auf der Hand, dass vor allem der ÖGD eine

Reihe von Voraussetzungen bot, zur verbesserten gesundheitlichen Versorgung der Migranten beizutragen (Geiger 2000, 38):

„Der ÖGD ist *frei von Partikularinteressen*, das prädestiniert ihn für die Schnittstellenarbeit zwischen den Institutionen des Gesundheits- und Sozialwesens sowie der Altenhilfe mit den migrationsspezifischen Einrichtungen. Außerdem verfügt der ÖGD über eine *multidisziplinäre Arbeitsstruktur* und über *interdisziplinäre Fachkompetenzen*, das befähigt ihn zur interkulturellen und migrationssensiblen Entwicklung von Handlungskonzepten. Darüber hinaus ist der ÖGD mit seiner *Expertise* ein wichtiger Partner in gesundheitsrelevanten Entscheidungen auf kommunaler Ebene, das macht ihn zum *Anwalt für die Chancengleichheit im Gesundheitsbereich.*"

Mittlerweile sind aus der Heidelberger Initiative Fortbildungstagungen zum Umgang mit Flucht und Trauma oder etwa zur interkulturellen Öffnung von (sozialen) Diensten hervorgegangen. Im Frühjahr 2004 ist erstmals ein „Migrationswegweiser" erschienen, der für Betroffene mit Migrationshintergrund und Multiplikatoren mit interkulturellen Aufgaben regionale Anlaufstellen, Dienste und Kontakte in den Bereichen Gesundheit und Soziales vorstellt und damit Zugänge erleichtert.

Im Jahre 1994 wurde ein Bundesweiter Arbeitskreis Migration und öffentliche Gesundheit eingerichtet, von der Beauftragten der Bundesregierung für Ausländerfragen koordiniert mit dem erklärten Ziel, Prozesse der interkulturellen Öffnung (nicht nur) im ÖGD zu befördern und interessierten Fachstellen eine Plattform für die Zusammenarbeit zu bieten. Der Arbeitskreis soll dazu beitragen, „die soziale Kompetenz der Amtsleitungen und Mitarbeiterschaft im öffentlichen Gesundheitsdienst wie bei kooperierenden Einrichtungen hinsichtlich des Umgangs mit der zugewanderten Bevölkerung (zu) fördern" und will „an der Konzeption eines Leitbildes des öffentlichen Gesundheitsdienstes mitwirken, in das die Anforderungen, die sich aus der multinationalen Zusammensetzung der Bevölkerung Deutschlands ergeben, in angemessener Weise Eingang finden" (Beauftragte der Bundesregierung 2000, 121).

Ein solches Leitbild hat sich beispielsweise 1995 das Sozialreferat der Landeshauptstadt München gegeben. Dort heißt es etwa: „In Lage-, Planungslage-, Abteilungs- und Dienstbesprechungen sowie Arbeitsplanungsgesprächen werden die Situation der ausländischen Bevölkerung und die Verbesserung der Dienstleistung für die ausländische Bevölkerung regelmäßig zur Sprache gebracht. In Mitarbeitergesprächen wird der Umgang mit der ausländischen Klientel thematisiert".

Die Organisationsentwicklung der gesundheitsbezogenen Institutionen selbst bleibt nicht ausgespart (Hehl 2000, 33):

„Die (vom Referat für Gesundheit und Umwelt bezuschussten) Einrichtungen und ihre Angebote haben die kulturellen Unterschiede zu respektieren und dürfen nicht selektierend wirken. Krankmachende Faktoren, die aus der Ausgrenzung, Missachtung oder der Nicht-Verständigung der Angehörigen verschiedener Kulturen resultieren, sollten im präventiven Sinne, wie auch in der gesundheitlichen Versorgung besondere Berücksichtigung finden. Die Konzeptionen der Einrichtungen und auch der Fortbildungsbereich müssen darauf abgestimmt werden. Um insgesamt den gesundheitsbezogenen Ansprüchen und Bedürfnissen der ausländischen Mitbürgerinnen und Mitbürger besser gerecht zu werden, ist ein höherer Beschäftigungsanteil ausländischer Fachkräfte in den Einrichtungen gefordert."

Soziale Arbeit und gesundheitliche Versorgung insgesamt sind unter den Vorzeichen interkultureller Kompetenz folglich nicht (mehr) ausschließlich mit kompensatorischen Aufgaben im Sinne einer „Kultur der Differenz" beschäftigt. Vielmehr geht es zunehmend darum, im Sinne einer durchzusetzenden Chancen- und Rechtegleichheit die Normalität einer inter- oder multikulturellen Gesellschaft in den Strukturen ihres Dienstleistungssystems selbst anzulegen und für die erforderlichen Qualitäten und Organisationsformen beruflichen Handelns zu sorgen.

Mit dem Hinweis „Migration macht nicht per se krank!" (Akgün 2002, 21) wird der Paradigmenwechsel in der interkulturellen Gesundheitsarbeit angesprochen, der eindringlich darauf besteht, dass viele gegenwärtige Konflikte mit „Migrationshintergrund" aus den Folgen sozialer Benachteiligung und mangelnder Beteiligung entspringen, aus fehlender Arbeit, rassistischer Diskriminierung oder misslingender Verständigung, nicht aber ursächlich aus den Bedingungen kultureller Differenz: „Sehr oft sind Konflikte allerdings nur vordergründig ethnisch bedingt. Deshalb ist es sehr wichtig, genau hinzuschauen, ob vermeintlich ethnische Konflikte letztlich nicht solche zwischen Menschen mit unterschiedlicher Persönlichkeit und verschiedenen Interessen sind" (Fließ 2002, 115).

Gesundheitsbezogene und Soziale Arbeit – vor allem auch im ÖGD – *kann* in Anbetracht dieser komplexen Problemstellung prinzipiell mit ihrer methodischen und inhaltlichen Kompetenz wuchern und an den Schnittstellen persönlicher Betroffenheit, zielgruppenspezifischer Bedarfslage, institutioneller Rollenklärung und intersektoraler Vernetzung im Gemeinwesen tätig werden, um auf diese Weise an der Minimierung sozialer Benachteiligung mitzuwirken.

Diese Tätigkeitsbeschreibung eines systemischen Arbeitsauftrages für interkulturelle Soziale Arbeit entspricht exakt den Handlungsebenen für das WHO-Konzept der Gesundheitsförderung (Kap. 5). Exemplarisch zeigen die Erfahrungen in der Stadt Bern (Mengistu 2002, 94) diesen Handlungskontext des ÖGD auf:

„1. Soziale Ungleichheiten werden primär außerhalb des Gesundheitswesens verursacht, so dass die Reduktion sozialer Ungleichheit vorwiegend außerhalb des Gesundheitswesens zu erfolgen hat.

2. Die Reduktion sozialer Ungleichheiten im Gesundheitsbereich erfolgt am effektivsten am Schnittpunkt von biomedizinischen und psychosozialen Problemen. Probleme im biomedizinischen und psychosozialen Bereich lassen sich daher nicht voneinander trennen und erfordern gemeinsame Lösungen.

3. Der kommunale Gesundheitsdienst kann Katalysator von Problemlösungen im Bereich der sozialen Ungleichheiten sein. Je enger ein kommunaler Gesundheitsdienst mit anderen Sektoren wie Erziehung, Wohnungsbau, Arbeitsvermittlung und Sozialwesen zusammenarbeitet, desto wahrscheinlicher wird die Verminderung gesundheitsbezogener sozialer Ungleichheiten.

4. Konsequente Zielorientierung in Richtung Reduktion von Ungleichheiten erfordert eine Neuausrichtung der eigenen Arbeit.

5. Die Anpassung an die neuen Aufgaben erfordert eine längerfristige strategische Planung."

Interkulturelle Kompetenz im ÖGD umfasst in der Konsequenz auch die Bereitstellung von personellen Ressourcen unter Berücksichtigung der angemahnten Schnittstelle zwischen biomedizinischer und psychosozialer Versorgung (von Erstuntersuchung bis Mütterberatung), die intersektorale Zusammenarbeit (vor allem mit anderen Behörden und Diensten), eine klare Auftragslage durch die Kommunalpolitik (sozialkompensatorische Aufgabe, Konzentration auf benachteiligte Zielgruppen) sowie eine kleinräumige Gesundheitsberichterstattung zur Identifizierung der vordringlichen Bedarfslagen. Neben der Bereitstellung muttersprachlicher Informationen und der Sicherstellung kompetenter sprachlicher und kultureller Vermittlung (z. B. Dolmetscherdienste) bedarf es dazu einer begleitenden Qualifizierung der Fachkräfte, einer auf Beteiligung der Betroffenen zielende Selbsthilfeförderung (Benachteiligung ist nicht gleichzusetzen mit Hilflosigkeit) und einen multiprofessionellen Beratungsansatz mit Gemeindeorientierung (Mengistu 2002, 96).

Interkulturelle Kompetenz im Gesundheitswesen stellt eine Herausforderung auch für Soziale Arbeit im ÖGD dar. Hierbei gilt es, neben den lokalen und regionalen Akteuren auch die Erfahrungen einschlägiger „Knotenstellen" (etwa das Ethnomedizinische Zentrum in Hannover oder das Bayerische Zentrum für Transkulturelle Medizin e. V. in München) zu nutzen, ethnomedizinische und interkulturelle Kompetenzen zusammenzuführen und diese für eine gezielte Qualifizierung und Multiplikation im Arbeitsfeld zu nutzen.

3.2.7 Gesundheitsförderung und Prävention

Viele Aufgaben im ÖGD „kranken" daran, dass sie im Sinne einer nachhaltigen Strategie zur bevölkerungsorientierten Gesundheitsvorsorge spät, wenn nicht sogar zu spät kommen. Feuerwehrfunktion und Krisenintervention als situativ verfügbares Hilfeangebot des ÖGD sowie eine unmittelbar an der drohenden Gefährdung ansetzende Prävention binden einen großen Teil der Handlungsenergien. Dies macht zweifellos eine unverzichtbare Leistung und Kompetenz des ÖGD aus – sie kann aber auch an einer systemisch verstandenen und ressourcenorientierten Problembearbeitung vorbeiführen. Ein Beispiel soll dies verdeutlichen:

Die in den vergangenen 10 Jahren (vor allem von den öffentlichen Arbeitgebern) immer eindringlicher geführte Klage über eine wachsende Zahl von Frühpensionierungen bei Lehrerinnen und Lehrern spiegelt ein Dilemma – auch des ÖGD: Während ein beachtlicher Teil der medizinisch-gutachterlichen Tätigkeiten in Gesundheitsämtern überforderten und „ausgebrannten" Lehrkräften aller Schultypen gilt, werden professionelle Aktivitäten im unmittelbaren Berufsumfeld, die sich etwa einer gesundheitsförderlichen Gestaltung schulischer Arbeitsplätze widmen, nur halbherzig und mit einem skeptischen Blick auf nachweisbare Erfolge solcher Primärprävention unterstützt. Dabei leuchtet der im Blickwechsel schlummernde Umkehrschluss unmittelbar ein: Wenn es gelingt, schulische Arbeits- und Lernstrukturen – sowie das professionelle Profil des Lehrerberufs – derart gesundheitsverträglich zu gestalten, dass beispielsweise der Zeitpunkt der Berufsunfähigkeit näher an die „natürliche" Altersgrenze des pädagogischen Personals herangerückt werden kann, wird nicht nur der Staat in seiner Funktion als Pensionskasse milliardenschwer entlastet: Auch die Störanfälligkeit des Schulalltags und damit dessen Skandalisierung könnte angesichts belastbarer und engagierterer Lehrkräfte zurückgehen, und mit ihnen womöglich sogar ein Teil des Kostenaufwands für Interventionen der Jugendhilfe (z. B. Schulsozialarbeit) oder auch nur für die Behebung von Vandalismusschäden.

Das Beispiel verweist auf die Gesundheitsförderung als moderne Aufgabenvariante Sozialer Arbeit im ÖGD. Ihrer theoretischen und methodischen Begründung als zeitgemäße Kernaufgabe ist ein ganzer Abschnitt des Kapitels über Handlungsstrategien (Kap. 5) gewidmet. In ihren Grundzügen bleibt Gesundheitsförderung immer die „weitblickende Schwester" der Prävention und findet ihre Aufträge und Handlungsszenarien vor allem in der Lebenswelt von problembelasteten Zielgruppen oder Zielfeldern, beispielsweise in Kindergarten und Schule: Kinder und Jugendliche gelten seit geraumer Zeit in vielerlei Hinsicht als gesellschaftliche Gruppe mit erkennbar prekären Lebensumständen. Die mahnenden Hochrechnungen von Verhaltensauffälligkeiten (emotionale Störungen und „Aufmerksamkeits-Defizit-Hyperaktivitäts-Syndrom", ADHS; dazu Hüther/Bonney 2002; Krowatschek 2003), chronischen Erkrankungen (Allergien und Diabetes vom Typ 2) oder körperlichen Fehlentwicklungen (Übergewicht und Ess-Störungen) geben ebenso Anlass zu Sorge und Intervention wie die regelmäßig beschriebene Überforderung der wichtigsten Sozialisationsinstanzen (Familie, Kindergarten und Schule).

Die Bedarfslage einer als dringend erforderlich erkannten Stärkung von Gesundheitsressourcen bei Kindern und Jugendlichen ist „eingerahmt" von einem nicht geringer einzuschätzenden Bedarf an gesundheitsfördernder Unterstützung für die beteiligten Professionellen und die offenbar ebenfalls an Grenzen stoßenden Handlungssysteme sowie für Eltern als Kernzelle der Beziehungsarbeit. Der Slogan für eine langfristig angelegte Kampagne der Bundeszentrale für gesundheitliche Aufklärung „Kinder stark machen!" ist vor einem solchen Hintergrund so lange obsolet, wie unbearbeitet bleibt, inwieweit das vorhandene „Personal" solcher Stärkung (Eltern, Erzieherinnen, Lehrerinnen) in seinen Handlungsszenarien (Familie, Kindergarten und Schule) kompetent und in der Lage ist, Kinder stark zu machen.

Eine solche Problemkonstellation kann zu einem Handlungsauftrag von Gesundheitsförderung und Prävention als Aufgabe Sozialer Arbeit im ÖGD werden. Gefragt ist dabei eine komplexe Problemwahrnehmung, die vernetzte Lösungen einfordert und in der Regel auch unmittelbar kooperationsstiftend wirkt: Weder die Beschränkung auf individuelle Hilfen („schwierige Kinder") noch die kurzfristige Projektplanung für einen Ausschnitt der beteiligten Personengruppen (ADHS-Elternabend in einer „Problemklasse") oder eine Intervention in eine einzelne strukturelle Maßnahme (Fallbesprechung für Lehrer) verspricht eine nachhaltige Gesundheitsstärkung in den beteiligten Lebenswelten.

3.3   Der abstrakte Adressat

Die beiden gesundheitspolitisch am höchsten gehandelten Zielgruppen professionellen Handelns im ÖGD sind zugleich die abstraktesten – und als soziale Struktur unerreichbar: „die sozial Benachteiligten" und „die Bevölkerung".

Wege zur „Zielgruppe" Allgemeinbevölkerung sind vor allem die mediengestützte – zuweilen anlassbezogene – Öffentlichkeitsarbeit. Gesundheitsämter verfügen in aller Regel über eine gut sortierte Infothek, um zu den am häufigsten nachgefragten oder fachlich am höchsten gewichteten Gesundheitsthemen aufklären zu können: Schwangerschaft und Geburt, Kleinkindversorgung und Einschulung, Infektions- und Zivilisationskrankheiten, Versorgung im Alter, „neue" bzw. aktuelle Gesundheitsrisiken, Ernährung und Fehlernährung, Frühförderung und Behinderung, Organspende und Patientenverfügung, Umweltrisiken und Verbraucherfragen, Barrierefreiheit und Soziale Sicherung – die Zahl der gesundheitsrelevanten Informationsthemen ist groß. Anlassbezogene Veranstaltungen, Vortragsreihen oder Ausstellungen, in der Regel mit kompetenten Partnern, vervollständigen das eher zielgruppenunspezifische Angebot, dessen Inanspruchnahme schwer zu evaluieren ist, aber ein vertrauensbildendes Bindeglied des ÖGD in die lokale Bevölkerung darstellt.

Das Zielkriterium sozialer Benachteiligung bedarf demgegenüber stets einer Spezifizierung – diese sollte bedarfsgeleitet sein, etwa durch eine regionale Gesundheitsberichterstattung, durch Expertenkontakt bzw. durch politische Meinungsbildung oder Beauftragung. Soziale Arbeit im ÖGD, die den Abbau sozialer Benachteiligung mit gezielten Maßnahmen unterstützen möchte, muss den besonderen Lebens- und Kommunikationsbedingungen der Zielgruppe gerecht werden. Dies kann in vielen Fällen nur bedeuten: Sie muss die Betroffenen als Subjekte ihrer Gesundheitsinteressen beteiligen. Hierzu sind fallweise unterschiedliche Vorgehensweisen erforderlich. So werden für bestimmte Aufgabenbereiche nur „Geh-Strukturen", also aufsuchende Arbeit, tatsächlich Zielgruppen erreichen können, etwa im Zusammenhang mit der Prävention sexuell übertragbarer Krankheiten. In den meisten Fällen ist es für einen verlässlichen Kontakt zu gewünschten bzw. interessierten Zielgruppen auch unerlässlich, lebensweltliche Bedingungen (z. B. Sprache, *Peers*) wie auch sachkundige Mittler (z. B. muttersprachliche Vertrauenspersonen, im Umfeld bereits engagierte Dienste oder Ehrenamtliche) gezielt einzubinden.

Dies hat zwei Komponenten, auf die Rosenbrock (2000, 46) hingewiesen hat: Zum einen wird eine „eingreifende Gestaltung" im Sinne einer Förderung von Gesundheit nur dann gelingen, „wenn sich das Interesse an Gesundheit mit einem anderen, wirkungsmächtigen Motiv verbindet". Bei AIDS, erläutert Rosenbrock dazu, waren es etwa die gesellschaftliche Angst vor einer nicht einzudämmenden Katastrophe und die zielgruppenbezogene Sorge vor „Bürgerrechtsverletzungen und Minderheitenhatz". Zum anderen muss Soziale Arbeit präventive Ziele immer wieder „gegen mächtige Interessen und tiefverwurzelte Gewohnheiten" durchsetzen. Wenn aber „Präventionspolitik" aus dieser Sicht zumeist „gegentendenzielle Politik" ist – leicht nachvollziehbar bei kontroversen und auch wirtschaftlich „besetzten" Themen, wie etwa Rauchen oder Lebensmitteln – dann bedarf es sorgfältig gepflegter Partnerschaften und kommunalpolitisch abgestimmter Schritte.

Hinter dem „abstrakten Adressaten" verbergen sich immer lebensweltliche Strukturen, Gruppen und Personen, denen sich Soziale Arbeit auch auf unterschiedlichen Handlungsebenen nähern kann und muss. Hier können die strategisch-konzeptionellen Überlegungen der Gesundheitsförderung wegweisend sein (Kap. 5).

4 Rechtliche und politische Aspekte

4.1 Der ÖGD „am Markt":
Dritte Säule als zweite Wahl

Gesundheit als öffentliche Aufgabe kann dem permanenten politischen
Diskurs nicht entrinnen. Der mit Abstand größte Wirtschaftszweig in
Deutschland, das Gesundheitswesen, zählte im Jahr 2000 rund 4,1 Mio.
Beschäftigte und verzeichnete einen „Umsatz" von rund 218 Mrd. Euro
an Gesundheitsausgaben (Statistisches Bundesamt 2002). Die Verteilung dieser enormen gesellschaftlichen Ressourcen ist demzufolge hart
umkämpft. Im Gesundheitssektor stehen sich – und der Politik – ge-
wichtige Lobby-Gruppen gegenüber, die traditionell vor allem von der
biomedizinischen, auf das Krankheitsgeschehen oder die Angst davor
gerichteten Sichtweise profitieren. Da zugleich die gesamte Bevölkerung aus Individuen besteht, die im Laufe ihres Lebens mit Gewissheit
gesundheitliche Einschränkungen hinnehmen müssen, genießt das Gesundheitssystem ebenso viel Duldung wie kritische Aufmerksamkeit –
zumal jeder Einzelne zur Kasse gebeten wird.

Immerhin fließen rund die Hälfte der Mittel für ärztliche sowie pfle-
gerische und therapeutische Leistungen (im Jahre 2000 beliefen sie sich
auf 58 bzw. 48,5 Mrd. Euro), ein weiteres Viertel der Ausgaben (56,8
Mrd. Euro) wird für gesundheitsbezogene Waren, vor allem Arzneimittel, ausgegeben (56,8 Mrd. Euro, mit steigender Tendenz). Dagegen
nehmen sich die 9,8 Mrd. Euro für Prävention und Gesundheitsschutz –
das sind rund 4,5 % der Gesamtausgaben – vergleichsweise bescheiden
aus.

Es überrascht demzufolge kaum, dass Ärzteverbände, Pharma-
industrie, Apotheker-Lobby, aber auch gesetzliche und private Kran-
kenversicherer, mit viel öffentlicher (Selbst-)Darstellung und medialer
Aufmerksamkeit auf die Sicherung ihrer Handlungsspielräume bedacht
sind. Ebenso wenig verwundert es, dass die Stimmen der Institutionen
und Berufsgruppen, die sich für die Bevölkerungsgesundheit stark machen und den gesundheitlichen Folgen sozialer Ungleichheit entgegen-

wirken sollen, im Konzert der Betroffenen kaum zu hören sind. Der öffentliche Gesundheitsdienst spielt auch aus diesen Gründen – das Bild sei erlaubt – im langjährigen gesundheitspolitischen Reformtheater eine undankbare Nebenrolle, wird neuerdings aber in den Kritiken wieder lobend erwähnt: Die „Intendanten" der Gesundheitspolitik erlauben sich zunehmend rhetorische Ausflüge dergestalt, dass für die Akteure in der kommenden Spielzeit durchaus (zumindest vereinzelt) tragende Rollen vorstellbar seien.

Tatsächlich scheint mit Themen wie etwa Armut, Migration oder sozialer Benachteiligung im Kontext von Gesundheit ein Auftrag verknüpft, der ausdrücklich solcher Akteure und Institutionen bedarf, die keine Partikularinteressen vertreten und deshalb im komplexen Feld von Kooperation und Konkurrenz Initiative ergreifen und Prozesse moderieren können. Dies wird dem ÖGD durchaus zugetraut – wie auch viele Beispiele aus der täglichen Praxis belegen. Zugleich bleibt der politische Einfluss auf ein System der Leistungsfinanzierung und Leistungserbringung, das weitgehend in Form der Selbstverwaltung organisiert ist, bescheiden. Entsprechend gering ist der politische Steuerungselan, dies umso mehr in Anbetracht eines gegliederten Gesundheitssystems mit durchaus divergierenden Interessen auf Bundes-, Länder- oder Gemeindeebene.

Die Ausführungen stützen die These, dass dieses heterogene System auf die Gestalt eines kommunalisierten ÖGD „vor Ort" durchschlägt. Angesichts leerer Kassen entscheiden Verwaltungsspitzen und Kommunalpolitiker häufig nach Kriterien, die nur auf den ersten Blick folgerichtig Pflichtaufgaben von den so genannten „freiwilligen Leistungen" trennen – und Letztere dann beschränken. Auf den zweiten Blick bedeutet dies nicht selten, dass der medizinischen Begutachtung oder der administrativen Entscheidung absoluter Vorrang eingeräumt wird, während längerfristig wirksame und in Kooperationen eingebettete Prozesse der Gesundheitsförderung – etwa in der Begleitung von Programmen in Schulen – als verzichtbar erscheinen, da sie beispielsweise nicht juristisch einklagbar sind.

Auf diese Weise kann es geschehen, dass die akute Untersuchung einer „ausgebrannten" Lehrerin zur vorzeitigen Pensionierung und die Begutachtung eines aufmerksamkeitsgestörten und den Unterricht störenden Schülers unbestritten Vorrang haben, während der eingeleitete Prozess einer von (sozialpädagogischen) Fachkräften des ÖGD begleiteten Schulentwicklung, die beispielsweise auf Stärkung der Lehrergesundheit durch Teamarbeit und Fallbesprechungen zielt und eine

Verbesserung des Klassenklimas durch eine veränderte Pausenkultur und „bewegten Unterricht" zielt, aufgeschoben wird. Ein Teufelskreis: Das „Fallgeschehen" wird immer wieder von Neuem behandelt, während die Stärkung des eigenverantwortlichen Handelns im Ereignisfeld Schule mit dem Ziel der nachhaltigen Eindämmung jenes Fallgeschehens stagniert.

In Kontrast zur wohlwollenden allgemeinpolitischen Verlautbarung, in der die wachsende Bedeutung von Prävention und Gesundheitsförderung für das Gesundheitswesen hervorgehoben wird, erleben die Akteure – auch die des ÖGD – bei der Umsetzung deutliche Beschränkungen. Diese haben offensichtlich unterschiedliche bzw. mehrschichtige Ursachen. So tragen die ökonomischen Einflüsse auf öffentliche Haushalte wie auch die (partei-)politischen Entscheidungskulturen aufgrund der Brechungen zwischen bundes-, landes- und kommunalpolitischen Erfordernissen in der Regel nicht zur Förderung längerfristig angelegter Konzepte bei.

4.2   Polity – Policy – Politics

Für eine differenzierte Analyse der politisch und rechtlich wirksamen Handlungsbedingungen kann daher hilfreich sein, der angelsächsischen Differenzierung unseres Politik-Begriffs nachzuspüren, um die Voraussetzungen von Denken und Handeln der beteiligten Akteure und Instanzen besser nachvollziehen (und gegebenenfalls sogar nutzen) zu können: *Polity* – den politischen Handlungsrahmen oder die „geronnene Politik", *Policy* – die politischen Inhalte oder Programmziele, und *Politics* – den politischen Prozess oder den Interessenkampf um Macht und Durchsetzung.

Polity: „Im Hinblick auf die Polity geht es um den (gesetzlichen) Rahmen des Handlungsfeldes ‚Kommunale Gesundheitspolitik': Welche gesundheitsbezogenen Gestaltungsmöglichkeiten hat eine Kommune überhaupt im Gegensatz zur Landes- oder Bundesebene und wie werden diese wahrgenommen, ... welche Kooperationsbeziehungen werden wo vorgegeben und wie genutzt?" Grunow/Grunow-Lutter 2000, 18).

Die Sicherstellung der Gesundheitsversorgung für die Bevölkerung obliegt im Wesentlichen den Selbstverwaltungskörperschaften im ambulanten und stationären Sektor, also etwa Kassenärztlichen Vereinigungen (KV) und Krankenkassen. Dies trägt nicht nur erheblich zur Individualisierung von Gesundheitsproblemen bei, es legt den politischen Entscheidungsträgern auch nahe, dem gesundheitspolitischen Auftrag eher geringes Gewicht beizumessen: Auf Landesebene etwa wird dann der Entwicklung vorrangiger Gesundheitsziele wenig Bedeutung beigemessen, und in der Kommunalpolitik sind die Verantwortlichen immer wieder bemüht, für den „Kostenfaktor Gesundheit" durch Beschränkung auf den Pflichtteil (z. B. Krankenhausplanung) keine weiteren Begehrlichkeiten zu wecken. So hatte die Stadt Heidelberg, bekannt nicht zuletzt durch ein großes Klinikum sowie Großforschungseinrichtungen wie das Deutsche Krebsforschungszentrum (DKFZ), bis zum Zeitpunkt des Beitritts zum bundesdeutschen Gesunde-Städte-Netzwerk 1991 kein Ressort für kommunale Gesundheitsaufgaben, sodass ein „Amt für Umweltschutz und Gesundheitsförderung" und eine entsprechende (bescheidene) Personalausstattung erst eingerichtet werden mussten. Allerdings war dieser Umstand auch dadurch bedingt, dass in Baden-Württemberg bis 1995 die Gesundheitsämter noch staatliche Einrichtungen, folglich der Kommunalverwaltung nicht unterstellt waren.

Grunow und Grunow-Lutter (2000, 19) heben in diesem Zusammenhang besonders hervor, dass „im Hinblick auf die Polity die historische Erfahrung während des Dritten Reiches mit der rassenideologischen Instrumentalisierung des ÖGD" eine wenig förderliche Bedingung für dessen Entwicklung war und die politische Reserviertheit gegenüber einer starken Medizinalbürokratie gestärkt hat. Entsprechend war es vermutlich im Sinne einer vorherrschenden Verfassungslehre, wenig bundespolitische Vorgaben zu machen, den gesundheitspolitischen Föderalismus bewusst in Kauf zu nehmen – und mit dem Vorrang der Selbstverwaltung auch Instrumente der Steuerung im Sinne einer bevölkerungsorientierten Gesundheitspolitik aus der Hand zu geben.

Da es von bundespolitischer Seite folglich keine Impulse gibt, können nur landespolitische Initiativen – oder aber selbstbewusste kommunale Planungen zu einer Positionierung des ÖGD beitragen. In Nordrhein-Westfalen etwa wurden landespolitische Modelle (der „ortsnahen Koordinierung") 1998 gesetzlich fixiert, die den ÖGD als Akteur im kommunalpolitischen Rahmen von Gesundheitskonferenzen mit Aufgaben der Politikgestaltung beauftragen. In Berlin führte seit 1994 der Reorganisationsprozess der Gesundheitsverwaltung zur gesetzlich fixierten Einrichtung bezirklicher „Plan- und Leitstellen", die in multidisziplinärer Besetzung, und als Stabsstellen bei den hauptamtlichen Stadträten angesiedelt, Aufgaben der Gesundheitsberichterstattung, Gesundheitsförderung, Gesundheitsplanung, psychosozialen Versorgung sowie Evaluation koordinieren und qualifizieren sollen.

Policy: „Im Hinblick auf die Policy geht es um Handlungsprogramme und Problemlösungsstrategien und damit verbunden um die Festlegung eines Gesundheitsbegriffes, einer Prioritätenfestlegung hinsichtlich Gesundheitsförderung, Kuration und Rehabilitation. Es geht um die Frage, ob von Seiten der Gesundheitsfachverwaltung eine Policy-Formulierung überhaupt als Aufgabe angesehen wird, die es voranzubringen gilt oder ob eher der Ruf nach dem Gesetzgeber, nach Erlassen und Verordnungen laut wird?" (Grunow/Grunow-Lutter 2000, 19).

„Wenn man vom Gesundheitsamt nichts hört, ist es eigentlich das Beste, was einem passieren kann!" Diese launige Bemerkung eines Landrats gibt Einblick in die politikleitenden Vorstellungen kommunaler Entscheidungsträger: Im Vordergrund steht das Verständnis einer kurativen Medizinorientierung, auch für das öffentliche Gesundheitswesen, das sich den drohenden oder manifesten Gesundheitsgefährdungen zuzuwenden hat und von dem deshalb vor allem dann Gutes zu vermelden ist, wenn es nichts zu tun gibt.

Vor diesem Hintergrund haben es Aufgabenzuschreibungen schwer, die Prävention und Gesundheitsförderung in den Vordergrund stellen und damit auch den Stellenwert Sozialer Arbeit im ÖGD betonen wollen. Aus diesem Grunde macht es einen wesentlichen Unterschied, ob die Schuleingangsuntersuchung durch das Gesundheitsamt vor allem unter dem medizinischen Gesichtspunkt der individuellen Frühdiagnostik mit dem Vorzeichen des Risikofaktorenmodells gesehen wird oder als bevölkerungsorientierte Bestandsaufnahme, die nach den gesundheitsbezogenen Charakteristika einer Jahrgangsstufe schaut und daraus etwa den Förderbedarf ermittelt, den die Schule zu leisten hat (Grunow/Grunow-Lutter 2000, 21). Der soziale Kontext, auch als Handlungskontext, erhält hier erst Bedeutung, wenn der medizinische sich zum sozialmedizinischen und der risikopräventive zum gesundheitsfördernden Blick weitet.

In Anbetracht der vorherrschenden politikleitenden Vorstellung von Aufgaben des ÖGD vor Ort ist es wenig verwunderlich, dass zwar seit der Ottawa-Charta regelmäßig Vorstöße zu einer Umsteuerung kommunaler Gesundheitspolitik zu verzeichnen waren, so im Kontext des „Gesunde-Städte"-Programmes oder anderer Setting-Strategien (mit dem Ziel einer verstärkten Mobilisierung der Bevölkerung für ihre Gesundheit und die Gestaltung förderlicher Lebensbedingungen), dauerhafte

Effekte allerdings kaum sichtbar wurden. Dazu fehlt unter anderem die Informationsgrundlage durch eine regionale Gesundheitsberichterstattung, die für die Formulierung kommunalpolitischer Gesundheitsziele Daten zur Verfügung stellt. Sie ist zwar in den Ländergesetzen inzwischen verankert, harrt aber aus personellen und Haushaltsgründen nach wie vor weitgehend auf ihre Umsetzung.

Policy im modernen ÖGD bedeutet die (fach-)politische Aushandlung von vorrangigen Gesundheitszielen – vor allem im regionalen Raum –, von Umsetzungsstrategien und von Prüfkriterien (Grunow/Grunow-Lutter 2000, 21):

> „Gefordert sind hier also nicht nur die traditionellen Arbeitsweisen in Gesundheitsberufen im Sinne von fallbezogenen Dienstleistungen, deren Reglementierungs- und Standardisierungsgrad relativ hoch sind (wie z. B. bei Reihenuntersuchungen), sondern eher projektorientierte Arbeit, die einen hohen Planungsbedarf bei geringer Reglementierung hat sowie multilaterale Kommunikations- und Kooperationsprozesse und Gremienarbeit ohne kurzfristig greifbares Ergebnis."

Zweifellos gibt es eine Reihe von Einzelbeispielen, die zeigen, in welcher Weise kommunale Gesundheitsziele definiert und Aufgabenschwerpunkte in der Gesundheitsfachverwaltung ebenso gesetzt wie sichtbar gemacht werden können. Der Geschäftsverteilungsplan des Landratsamtes für den Rhein-Neckar-Kreis beispielsweise weist für das Referat Gesundheitsförderung und -berichterstattung im Gesundheitsamt ausdrücklich zwei Schwerpunkte aus: „Praxisbüro Gesunde Schule" sowie „Migration und Gesundheit". Die Ziele, in der Region gesundheitsfördernde Schulen zu initiieren und interkulturelle Gesundheitsförderung in verschiedenen Sektoren des öffentlichen Lebens zu implementieren, sind Teile der professionellen Identität des ÖGD in der Region – wenngleich mit knappen und angreifbaren Ressourcen.

Die Diskrepanz von gesetzlich begründeten Aufgaben und politisch gewollter (bzw. „gekonnter") Aufgabenzuweisung lässt sich in einem mehrdimensionalen und interessendiffusen Gesundheitswesen nicht auflösen. Für die *Policy* von Bedeutung bleibt aber die Einforderung von Handlungskriterien oder entsprechenden „Leitbildern" im ÖGD (Steen 1998b).

Politics: „Im Hinblick auf die Politics geht es um Netzwerke, Verhandlungsbeziehungen und Interessenauseinandersetzungen zwischen den Akteuren; wer sind die zentralen Partner der kommunalen Gesundheitsfachverwaltung und der mit Gesundheit befassten Kommunalpolitiker: niedergelassene Ärzte, Krankenhäuser oder Schulen, örtliche Betriebe, Bevölkerungsgruppen in Stadtteilinitiativen usw., … wird überhaupt die Notwendigkeit von Netzwerken für den ÖGD gesehen …?" (Grunow/Grunow-Lutter 2000, 18/19).

Die Frage der fachpolitischen Alltagsbeziehungen stellt sich vor allem im regionalen Kontext, muss sich aber an globalen politischen Verabredungen und Zuschreibungen messen lassen, zumal im gesundheitspolitischen Raum die gewichtigsten Lobby-Gruppen gesamtgesellschaftlich organisiert sind und auch auftreten. Die Rolle des ÖGD war dabei immer auch abhängig vom Erfolg der prioritären Handlungsträger in der ambulanten und stationären Gesundheitsversorgung, oder umgekehrt: Der ÖGD profitiert von den Schwächen jener Akteure im Gesundheitswesen, die quasi einen naturgegebenen Anspruch auf Handlungsmonopole oder zumindest Vorrang bei der Aufgabenübernahme anmelden. So lautet Schmackes (1995, 50) Fazit einer Sichtung sozialepidemiologischer und gesundheitswissenschaftlicher Literatur Anfang der 90er Jahre:

„Das kurative Gesundheitswesen hat entgegen seinem Monopolanspruch auf Planung, Prävention, Gesundheitssteuerung, Rehabilitation und Kuration wichtige Aufgaben der Gesundheitsvorsorge und Gesundheitssicherung in dem Netzwerk von Bund, Ländern und Kommunen und deren jeweiligen Trägern nicht realisieren können."

Tatsächlich findet eine standespolitische Einsicht in die Grenzen eigener Handlungsreichweite inzwischen ihren Ausdruck – so im gesundheitspolitischen Programm der Deutschen Ärzteschaft, verabschiedet auf dem 97. Deutschen Ärztetag in Köln. Dort hatten die Standesvertreter formuliert, dass dem ÖGD vorrangig Aufgaben im Bereich der Bevölkerungsmedizin, der Prävention, der sozialkompensatorischen Funktion, der Gesundheitsförderung und der Fachaufsicht über die Gesundheitseinrichtungen zukämen (Deutscher Ärztetag 1994):

„Zwar können in Einzelfällen Überschneidungen der Tätigkeit nicht ausgeschlossen werden, grundsätzlich jedoch darf nicht die Abgrenzung der Aufgaben im Vordergrund stehen, sondern vielmehr das Bemühen um eine effektive Zusammenarbeit. Damit kann der größtmögliche Erfolg für rat- und hilfesuchende Bürger gewährleistet werden."

Die wohlwollende Haltung der organisierten Ärzteschaft lässt sich als Eingeständnis eigenen Scheiterns, aber auch als kostenbewusste Arbeitsteilung interpretieren: Den unproduktiven Sektor mit der Problem-klientel überlassen die privatwirtschaftlich kalkulierenden Praktiker gern der öffentlichen Hand, solange diese nicht auch ausgestreckt wird in Richtung einnahmeträchtiges Behandlungsgeschäft. Dass diese Arbeitsteilung nicht mehr einwandfrei funktioniert, wurde bereits geschildert: Das Berliner ÖGD-Gesetz etwa lässt ausdrücklich die Möglichkeit für anlassbezogene medizinische Leistungen durch den ÖGD offen.

In Nordrhein-Westfalen hat der Gesetzgeber Gesundheitskonferenzen als durch den ÖGD moderierte Zusammenschlüsse der regionalen Akteure festgeschrieben. Sowohl die Versorgungsplanung als auch vorrangige Interventionskonzepte zur Schaffung gesundheitsförderlicher Lebensräume sollen unter Beteiligung aller gesellschaftlich relevanten Institutionen und Gruppen ausgehandelt werden.

Dass erste Hinweise nach fünf Jahren Gesetzespraxis eine nachlassende Mitwirkungsbereitschaft erkennen ließen und die Gefahr nicht von der Hand zu weisen ist, dass demnächst wieder die „üblichen Verdächtigen", nämlich die Entscheider der großen Lobby- und Politikvertretungen unter sich bleiben, verweist auf ein generelles Problem von partizipativen Prozessen: Wenn diese im politischen Raum verbleiben und nicht nach Form und Inhalt in alltagsnahe Lebenswelten eingebunden werden, dann können auf Dauer nur hinreichend professionalisierte und infrastrukturell abgesicherte Akteure den für eine Mitgestaltung erforderlichen langen Atem aufbringen. Wenn hingegen der Sozialarbeiter vom Gesundheitsamt die Geschäftsstelle einer regionalen Arbeitsgemeinschaft Gesundheit zu führen hat, sich satzungsgemäß um vernetztes Handeln und gemeinsame Interventionsprojekte bemüht, aber bei seinen Mitgliederversammlungen und bei Planungsprozessen immer nur die Vertreter der Vertreter der wichtigsten Gesundheitsakteure vor Ort am Sitzungstisch vorfindet, werden auch die bestgemeinten Projekte immer nur Stellvertreterfunktion haben und wenig zu einer strukturell nachhaltigen kommunalen Gesundheitspolitik beitragen.

4.3 Stadt – Land – Schluss?

Die Analyse des ÖGD, deren rechtliche und gesetzliche Rahmenbedingungen unter strukturellen Gesichtspunkten bereits in Kapitel 2 umrissen wurden, hat plausibel gemacht, dass einheitliche Zuschnitte des Arbeitsauftrags und seiner Reichweite in einem derart heterogenen Politikfeld nicht möglich sind. Dies gilt grundsätzlich auch für die rechtlichen Bedingungen der Arbeit im ÖGD. Wenn Ländergesetze im einen Fall am Therapieverbot festhalten und in einem anderen Bundesland ein Behandlungsauftrag ausdrücklich vorbehalten wird, kann dies unterschiedliche Konsequenzen für das Vorgehen im Einzelfall haben.

Das folgende Beispiel soll dies belegen: In Baden-Württemberg zeigt sich 10 Jahre nach In-Kraft-Treten des Gesundheitsdienstgesetzes Ende 1994, dass dessen Vorgaben vor allem in jenen Bereichen, in denen die Soziale Arbeit ihre Hauptaufgabenfelder sieht, erwartungsgemäß die wenigsten Festlegungen treffen (können), dass umgekehrt vor allem bei den durch bundesgesetzliche Regelungen vorgezeichneten Aufgaben in Bereichen wie Infektionsschutz und Medizinalüberwachung auch die Kommunalpolitik relativ umstandslos Zustimmung signalisiert. Letzteres gilt im Prinzip ebenso für das Kerngeschäft medizinischer und psychiatrischer Untersuchungs- und Gutachterpraxis, auch wenn in Anbetracht dieser nicht unmittelbar bevölkerungsorientierten Tätigkeiten immer wieder die Frage nach einem kostendeckenden, also in höherem Maße gebührenpflichtigen Einsatz ärztlicher Arbeitskraft aufkommt.

Prävention und Gesundheitsförderung aber, obwohl vom Gesetzgeber ausdrücklich als Schwerpunktaufgabe und im Pflichtkanon des Gesetzes definiert, gelten vielerorts noch als behördeninterne wie kommunalpolitische Manövriermasse ohne fachliche Lobby. Nachdem auch die Aufgaben der Gesundheitshilfe seit Jahren zunehmend als nachrangig gewertet werden, fehlt in erster Linie der Sozialen Arbeit die örtliche und landesweite Lobby.

Für Soziale Arbeit im ÖGD ergibt sich aus politischer Sicht – physikalisch gesehen – das Paradoxon, dass die Luft nach *unten* immer dünner wird: Wo auf der globalen Politikebene Präventionsgesetze und Setting-Strategien entwickelt werden und auf der Landesebene immerhin noch über gesundheitspolitische Strategien zum Abbau sozial bedingter Ungleichheit von Gesundheitschancen räsoniert wird, fehlt kommunalpolitisch – von ehrenvollen Beispielen abgesehen – für die Umsetzung in den alltäglichen Lebenswelten der betroffenen Bevölkerung häufig die Luft zum Atmen.

5 Strategien und Handlungskompetenzen

„Soziale Arbeit als Beruf fördert den sozialen Wandel und die Lösung von Problemen in zwischenmenschlichen Beziehungen, und sie befähigt die Menschen, in freier Entscheidung ihr Leben besser zu gestalten.

Gestützt auf wissenschaftliche Erkenntnisse über menschliches Verhalten und soziale Systeme greift Soziale Arbeit dort ein, wo Menschen mit ihrer Umwelt in Interaktion treten. Grundlagen der Sozialen Arbeit sind die Prinzipien der Menschenrechte und der sozialen Gerechtigkeit."

Diese Definition der International *Federation of Social Workers* (*IFSW*) aus dem Jahr 2000 (zitiert nach einer Übersetzung des deutschen Verbandes DBSH) formuliert selbstbewusst einen ganzheitlichen Anspruch für das Arbeitsfeld. Nach Ortmann und Schaub (2003) lassen sich aus diesem Verständnis folgende Handlungskriterien ableiten: Soziale Arbeit im Gesundheitsbereich

- fokussiert die soziale Dimension von Gesundheit und Krankheit,
- versteht und behandelt Menschen als „soziale Wesen" in jeweils spezifischen Situationen,
- handelt netzwerk- bzw. familienorientiert, da Gesundheiterleben in sozialen Netzwerken (z.B. in unterschiedlichen Familienmodellen) stattfindet,
- leistet eine „multidisziplinäre Klärung" von Hilfebedarf und entwickelt „multiperspektivische Problemlösungsstrategien",
- bietet und vermittelt vor allem Formen sozialer Unterstützung (Paulus 1997), *Case Management* und Netzwerkarbeit,
- fördert durch ressourcenorientiertes Vorgehen die Selbsthilfe- und Selbstheilungspotenziale der Menschen,
- arbeitet im Geiste konzeptioneller und personaler Offenheit sowie mit dem Anspruch einer Methoden-, Wissens- und Handlungsvielfalt, gepaart mit Rollenflexibilität und Prozesskompetenz und
- verortet das eigene Arbeitsfeld als interdisziplinär und multiprofessionell „im Sinne einer integrierten (somato-psycho-sozialen) Versorgung".

Der hohe Anspruch an den Leistungsumfang der Profession muss sich im ÖGD unter heterogenen Umsetzungsbedingungen bewähren. Zugleich soll sie idealtypisch aussichtsreiche strategische Positionen im gesundheitspolitischen Spektrum besetzen, die der auf personale „Ermächtigung" (*Empowerment*) und soziale Gestaltung von Lebenswelten gerichteten Handlungsvision möglichst nahe kommen. Deshalb im Doppelschritt der Blick auf Entwicklung und Standards des Berufsbildes und die Präzisierung der aus mancherlei Gründen für die Aufgabe „vorbildlichen" Leitdisziplin Gesundheitsförderung.

5.1   Wandel und Ungleichzeitigkeit des Berufsbildes

Die berufspolitischen Herausforderungen für die Soziale Arbeit im öffentlichen Gesundheitsdienst – aber auch für die anderen Professionen im ÖGD – nehmen seit den 70er Jahren stetig zu (als Beispiel der Abschlussbericht der Berliner Senatsverwaltung von 1974 „Neustrukturierung der sozialen Dienste"). Verstärkt hat sich der Trend zur Neuorganisation sozialer Dienste im Zuge mehrerer sich überlappender Entwicklungsstränge Anfang der 90er Jahre des 20. Jahrhunderts.

Während die deutsche Einigung es erforderte, vorhandene Versorgungs- und Vorsorgestrukturen im Osten und Westen der Bundesrepulik derart zu entwickeln und anzupassen, dass sie unter dem Gesichtspunkt sozial- und gesundheitspolitischer Ziele ebenso den gewachsenen Qualitätsstandards genügen konnten wie im Hinblick auf Effektivität und Effizienz der eingesetzten Ressourcen, schärfte diese neue gesellschaftspolitische Situation auch den Blick für veränderte oder neuartige gesundheitsbezogene Problemfelder: Migration und Rassismus sind seither als Themen der Gesundheits- und Sozialpolitik nicht mehr wegzudenken. Der „Drehtüreffekt" bisheriger Konzepte der Suchtprävention wurde immer unübersehbarer und die gesundheitlichen Begleiterscheinungen wie Folgen von Armut haben einen festen Platz auf der Agenda gesundheitspolitischer Konzepte errungen.

Als aktueller Beleg für den Kontext Gesundheit – soziale Benachteiligung mag die Neufassung des § 20 SGB V stehen, in der ausdrücklich Anstrengungen der gesetzlichen Krankenkassen zur Verringerung gesundheitlicher Folgen sozialer Ungleichheit gefordert werden. Diese Vorgabe findet inzwischen Ausdruck in einem „Handlungsleitfaden" der Krankenkassenspitzenverbände (Juni 2000), der auch kassenübergreifende Ansätze vorsieht. Fast gleichzeitig sorgte eine gesundheitspolitische Offensive im „Fahrwasser" der Weltgesundheitsorganisation dafür, dass neue Aufgabenbereiche wie Gesundheitsförderung und Gesundheitsberichterstattung rasch an Aufmerksamkeit gewannen. Die im kanadischen Ottawa anlässlich einer WHO-Weltkonferenz im Herbst 1986 verabschiedete gleichnamige Charta mag als *das* Leitdokument dieser paradigmatischen Veränderung gelten, für den Aufbruch in eine neue Politik der Gesundheitsförderung soll als markantes Beispiel das weltweite – und auch in Deutschland unverändert wachsende – Netzwerkprojekt „Gesunde Städte" stehen.

Dass im Zeitraum der vergangenen Jahrzehnte auch die wohl nachhaltigste Erschütterung der „klassischen" Krankheitsbilder stattgefunden hat – und chronische sowie umweltbezogene Erkrankungen wie Allergien oder Asthma, aber auch neue Krankheitsbilder wie AIDS völlig neue Anforderungen an das Gesundheitswesen stellen, unterstreicht die Bedeutsamkeit dieser Periode für die Gestaltung einer modernen öffentlichen Gesundheitsverwaltung.

Umso ernüchternder sind die Zahlen, wenn das Ausmaß der Dienstleistung Soziale Arbeit im ÖGD nach 1960 in die Betrachtungen einbezogen wird: Während nach den vom Bundesministerium für Gesundheit veröffentlichten „Daten des Gesundheitswesens" (BMG 1991) im Gebiet der alten Bundesländer 1960 noch 4.347 Sozialarbeiter in Gesundheitsämtern tätig waren und diese Zahl bis 1970 relativ geringfügig auf 4.026 sank, fiel der Anteil dieser Berufsgruppe – nicht zufällig parallel zur veränderten Ausbildungsstruktur an Fachhochschulen – bis 1989 auf 2.460 zurück. Im Vergleich stieg die Zahl der im ÖGD beschäftigten Ärzte von vergleichbaren 4.335 im Jahre 1960 zunächst auf 4.905 im Jahr 1970 an, um dann allerdings – wenn auch auf deutlich höherem Niveau – bis 1989 auf 3.633 abzusinken. Schuler (1992) hat vergleichend darauf hingewiesen, dass etwa bei den 27 Ortskrankenkassen der AOK im Landesverband Rheinland die Zahl der Stellen für Sozialarbeiter von lediglich vier im Jahr 1976 auf immerhin 43 Stellen im Jahr 1989 anstieg. Mitte 2002 wurde die Zahl der bei Krankenkassen beschäftigten Sozialarbeiter bundesweit (jetzt einschließlich der neuen Bundesländer) auf rund 500 geschätzt.

Im Jahre 1978 führte das Institut für Regionale Bildungsplanung Hannover in Niedersachsen eine Befragung zur „Situation der Sozialarbeit im öffentlichen Gesundheitsdienst" durch. Dem „Bericht über die Primärerhebung" von 1978 (Archiv des Deutschen Zentralinstituts für soziale Fragen, DZI Berlin, Reg. Nr. 79505) ist die zu dieser Zeit offenbar noch prägende Sicht auf das Berufsbild zu entnehmen. So wird laut amtlicher Statistik des Landes Niedersachsen „die Zahl der in den Gesundheitsämtern beschäftigten Sozialarbeiter (einschließlich Gesundheitspfleger / innen, Fürsorger / innen, Wohlfahrtspfleger / innen) mit 318 Personen angegeben". Die Befragung fiel in die Phase der Kommunalisierung der niedersächsischen Gesundheitsämter und bezog erste Erfahrungen mit der Fachhochschulausbildung in der Sozialen Arbeit ein.

Die Autoren weisen der Sozialen Arbeit im ÖGD „eine hervorgehobene Stellung" zu (DZI 1978, 3) und begründen dies mit dem ÖGD als traditionellem Arbeitsfeld sowie dessen vielfältiger Aufgabenstellung in der Schnittmenge von präventiven, kurativen und rehabilitativen Maßnahmen, durchzuführen unter Mitwirkung von Sozialarbeitern und Sozialpädagogen. In auffälligem Kontrast zur absoluten Zahl der Stellen im ÖGD – und zum bereits in den 70er Jahren mäßigen Stellenwert des ÖGD in der Gesamtstruktur des Gesundheitswesens – bewerten die Forscher dieses Arbeitsfeld als symptomatisch: „Somit repräsentiert die Sozialarbeit im öffentlichen Gesundheitsdienst in der Regel die Sozialarbeit im Gesundheitswesen überhaupt" (DZI 1978, 8).

Die verantwortliche Leitung von Sachgebieten lag in aller Regel beim ärztlichen Personal. Lediglich in den psychosozialen Aufgabenbereichen, vor allem in „Behindertenhilfe" und „Psychohygiene", sowie vereinzelt bei Altenhilfe und § 218-Beratung, STD-Fürsorge („*Sexual Transmitted Diseases*", sexuell übertragbare Krankheiten; vor allem Beratung und Untersuchung von Prostituierten sowie AIDS-Beratung und –prävention) und Suchtberatung, zuweilen auch im Bereich der Schulgesundheitspflege, erfuhr die Soziale Arbeit eine gewisse Eigenständigkeit in der Aufgabenerfüllung. In Sachgebieten wie Tuberkulose, Säuglings- und Kleinkinderbetreuung, Psychohygiene oder Behindertenhilfe gaben die Amtsleiter zum Teil auch eine „kooperative Leitung" zusammen mit Sozialarbeitern an.

5.1.1 Qualifikation

In der Entwicklung der Ausbildungsstandards in der Gruppe der Sozialarbeiter fand im Zusammenhang mit der Einrichtung von Fachhochschul-Studiengängen ab 1970 / 71 in Deutschland ein Paradigmenwechsel statt, der in der gegenwärtigen Neuorganisation des ÖGD noch nachwirkt. Entsprechend den Ausbildungskriterien der bis in die 70er Jahre dominierenden Gesundheitsfürsorgerinnen bzw. Wohlfahrtspflegerinnen (Frauen stellen zu diesem Zeitpunkt, so die niedersächsische Erhebung, mehr als 90 % des Personals in der Gruppe „Sozialarbeiter") war das Qualifikationsprofil geprägt von medizinnahen Kenntnissen.

In der Zeit vor 1960 gab es beispielsweise die Ausbildungszweige Wirtschaftsfürsorger, Jugendfürsorger und Gesundheitsfürsorger. Die Ausbildung dauerte zwei Jahre und setzte eine spezifische Vorbildung voraus: Wer die Ausbildung zum Gesundheitsfürsorger oder -pfleger absolvieren wollte, musste eine Pflegeausbildung als Zugangsvoraussetzung nachweisen, verbunden mit einem mittleren Bildungsabschluss. Die Ausbildung erfolgte in speziellen Einrichtungen (z. B. Wohlfahrtspflegeschulen). Auf diese Weise war sichergestellt, dass Absolventen dieser Ausbildung Pflegeerfahrungen besaßen und – etwa in der nachgehenden Arbeit – auch nach (ärztlichem) Bedarf eingesetzt werden konnten.

In den Jahren 1960/61 wurden dann im gesamten Bundesgebiet höhere Fachschulen für Sozialarbeit eingerichtet, in diesem Zeitraum ohne Aufteilung in einzelne Ausbildungszweige. Die dreijährige Ausbildung setzte den mittleren Bildungsabschluss sowie eine abgeschlossene Berufsausbildung ohne spezifische Ausrichtung voraus. Auch dieser Ausbildungsgang hatte einen expliziten Handlungsbezug zum Gesundheitswesen, da jede zukünftige Sozialarbeiterin ein Jahr Praktikumszeit absolvieren musste, von der die Hälfte in der Krankenpflege abzuleisten war. Hinzu kamen je drei Monate Praktikum in einer Behörde sowie in einer berufsrelevanten Einrichtung freier Wahl, außerdem ein Erste-Hilfe-Kurs.

Erst mit der Einrichtung der Fachhochschulen für Sozialwesen 1970/71 verschwand der obligatorische Bezug zur Pflegequalifikation. In theoretischer Hinsicht verlagerte sich dadurch die Ausbildung stärker in Richtung Sozial- und Jugendhilfe. An den Fachhochschulen etablierte sich ein in der Regel achtsemestriger Studiengang mit Diplomabschluss. Während zunächst die beiden Schwerpunkte Sozialarbeit und Sozialpädagogik erhalten blieben, verschwammen diese Grenzen zunehmend im Zuge von Bestrebungen zu einer integrierten Ausbildung sowie einer verstärkten Autonomie der „Sozialarbeitswissenschaft" als Querschnittdisziplin. Gleichwohl entwickelte sich die „akademische Repräsentation" (Mühlum u. a. 1997, 55) Sozialer Arbeit im Vergleich zu angelsächsischen Ländern eher zögerlich. Seit den 90er Jahren setzte sich dann für die gemeinsame Praxis der Berufsterminus „Soziale Arbeit" weitgehend durch.

5.1.2 Altersstruktur und Ausbildungsprofil

Am Beispiel der berufs- und strukturpolitischen „Etappe" des ÖGD Ende der 70er Jahre lassen sich sowohl die Ungleichzeitigkeit bzw. Verlangsamung von Entwicklungsprozessen im ÖGD insgesamt als auch die verzögerte und sich überlagernde Entwicklung des Ausbildungsprofils in der Berufsgruppe der Sozialarbeiterinnen nachweisen.

So zeigt die niedersächsische Studie von 1978 für die Beschäftigtengruppe der Sozialarbeiterinnen im ÖGD folgende Altersverteilung: 52 % der Befragten sind 50 Jahre oder älter (davon fast 25 % älter als 55 Jahre), dagegen sind lediglich 20 % unter 35 Jahre. Da die Befragung gleichzeitig auf unbesetzte Sozialarbeiterstellen im Lande hinweist, lassen sich – mit Blick auf weitere Ergebnisse – mehrere Schlüsse ziehen:

• Ende der 70er Jahre rekrutiert sich die Sozialarbeit im ÖGD überwiegend aus älteren Kolleginnen, die typischerweise vor mehr als 20 Jahren die Fürsorgerinnen- bzw. Gesundheitspflegerinnen-Ausbildung absolviert haben. Während die Modernisierung des Berufsbildes mit den ersten Jahrgängen an den Fachhochschulen voll im Gange ist, vollzieht sich in den Gesundheitsämtern der Übergang von der Gesundheitsfürsorge zur Stärkung psychosozialer Beratung und Prävention nur schleppend.
• Der ÖGD bietet nicht das Profil einer zukunftsorientierten Dienstleistungsbehörde, bleibt für die Berufsgruppe vergleichsweise unattraktiv und spiegelt aus der Perspektive der Beschäftigten drei vorherrschende Bedingungen der Berufsarbeit: Ärztliche Dominanz bei der Aufgabenzuweisung, Vereinzelung in der Aufgabenerledigung und ein hoher Anteil administrativer Tätigkeiten bei der Aufgabenerfüllung.
• Aus medizinischer Sicht erscheint zur gleichen Zeit „der Sozialarbeiter als Partner des Amtsarztes" (Neumann 1981, 41ff). Neumann unterscheidet (mit Blick auf die Stuttgarter Entwicklung) vereinfachend „die beiden großen Funktionskreise Gesundheitsschutz und Gesundheitshilfe". Letztere ist für ihn „sichtbarer Ausdruck der keineswegs neuen Erkenntnis, dass zwischen Gesundheit und sozialem Umfeld ein enger, sehr häufig sogar kausaler Zusammenhang besteht". Während daraus wohlwollend die Schlussfolgerung gezogen wird, die Tätigkeit der Sozialarbeiter sei – um sie prinzipiell als Teil des ÖGD zu sichern – „ohne formale Unterstellung" zu organisieren, ihnen demzufolge lediglich der Amtsleiter als Vorgesetzter überzuordnen und auf diese Weise ein Stück Teamarbeit in wechselseitiger Anerkennung der Kompetenzprofile zu ermöglichen sei, folgt die Rekonstruktion der scheinbar natürlichen Hierarchie auf dem Fuße (Neumann 1981, 48):

„Das Gesundheitsamt ist kein Experimentierfeld für Systemveränderungen, sind doch die Aufgaben durch Gesetze, Rechtsverordnungen und Erlasse festgesetzt, die Einwirkungsmöglichkeiten schon von daher begrenzt. Darüber muss sich der hier tätige Sozialarbeiter im klaren sein. Zwangsläufig muss auch ein gewisses Übergewicht des Arztes in Kauf genommen werden, da nun einmal der medizinische Sachverhalt den Ausschlag für ein Tätigwerden überhaupt gibt."

Die Darlegungen zeigen, dass die Widersprüche in den beruflichen Rollen und Reichweiten fortgeschrieben werden im Geiste einer medizinischen Dominanz öffentlicher Gesundheitshilfe. Auch Prävention gilt vor *diesem* Hintergrund vor allem als Sekundärprävention: Sie setzt das unverkennbare Risiko oder den manifesten Gesundheitsverlust voraus (Aus welchem Grund sollte der Bürger sonst Kontakt zum ÖGD aufnehmen?), und ihr Handlungsauftrag scheint nur denkbar im Hinblick auf das drohende Endstadium, der biomedizinisch zu diagnostizierenden individuellen Störung.

Dieses zentrale Dilemma der Prävention als Schwerpunktaufgabe Sozialer Arbeit im ÖGD führt systematisch weiter zu deren konzeptionellen Kern, der Gesundheitsförderung. Bevor wir uns dieser strategischen Argumentation zuwenden, zunächst eine Exkursion in das Begriffsgeflecht der Gesundheitsarbeit. Sie mag dabei helfen, die anschließende Präzisierung als Versuch zu werten, Handlungsaufträge und Begründungen bisheriger Zugänge Sozialer Arbeit im ÖGD „aufzuheben", also in guter hegelscher Manier nicht abzuwerfen, sondern als Potenzial eines kritischen Entwurfs für künftiges professionelles Handeln zu nutzen.

5.1.3 Gesundheitshandeln als Begriffsgeschichte

Das folgende kleine „Glossar" bietet Gelegenheit, den historischen und systematischen Wandel von (beruflichen) Aufgaben nachzuvollziehen. Interessant dabei ist die Beobachtung, dass alle Begriffe auch gegenwärtig noch Verwendung finden – ein weiteres Indiz für die (Un-) Gleichzeitigkeit der Entwicklungen im öffentlichen Gesundheitswesen (zur Diskussion um Begrifflichkeiten im Gesundheitswesen BZgA 2003; Waller 1995; Blättner 1994).

Gesundheitspflege: Den Begriff der Pflege kennen wir traditionell vor allem aus der Betreuung von kranken und alten Menschen, wo er auch als Berufsbezeichnung unumstritten ist. Er hat die wohl längste Geschichte zur Benennung von gezieltem Gesundheitshandeln für Dritte (z. B. Armenpflege) und beschrieb lange Zeit vor allem das vorberufliche Handeln in sozialkaritativer und paternalistischer Absicht (Kirche, Ehrenamtliche, „Bürgerliche"): Die Klientel solchen Handelns entspricht nicht der gesellschaftlichen Normvarianz; sie kann sich selbst aber auch nicht helfen und bedarf folglich der Betreuung. Der Begriff der „Pflege" hat sich in verschiedenen Bereichen professionellen Handelns im Sozial- und Gesundheitsbereich „gehalten", beispielsweise in der „Jugendpflege" oder auch im ÖGD. Hier ist – in sinnvoller Abwandlung der Bezeichnung „Kinder- und Jugendärztlicher Dienst" regelmäßig der Begriff „Kinder- und Jugendgesundheitspflege" in Gebrauch.

Gesundheitsfürsorge: Dieser Begriff verbindet sich vor allem mit der ersten Professionalisierungsphase in der Betreuung von Benachteiligten um die Wende zum 20. Jahrhundert. Entsprechend ist der Fürsorgebegriff auch mit einer wachsenden Arbeitsteilung sozial- und gesundheitsbezogener Betreuungsaufträge verknüpft (Jugend- und Gesundheitsfürsorge, dann etwa Säuglings- und Schwangerenfürsorge, die bereits genannte Tuberkulosefürsorge oder – aus gegebenem Anlass nach 1914 – die „Kriegsfürsorge". Der Begriff taucht nur noch selten in der Praxis auf, wird vor allem von den Dienstältesten unter den Praktikern verwendet. Bisweilen ist derzeit noch von „Tuberkulosefürsorge" oder „Geschlechtskrankenfürsorge" die Rede. Auch der Fürsorgebegriff unterstellt eher den unmündigen Klienten, dessen Lebensvollzüge am Rande der Normalität es zu regeln und „anzuheben" gilt. Vor der Einführung der Fachhochschulausbildung für die Soziale Arbeit war es zwingender Bestandteil der Ausbildung zur Gesundheitsfürsorgerin, entweder über eine Krankenpflegeausbildung zu verfügen oder entsprechende Ausbildungsmodule zu absolvieren.

Gesundheitliche Aufklärung: Sie hat zum Ziel, die Allgemeinbevölkerung oder identifizierte größere Bevölkerungsgruppen zu wesentlichen Aspekten von Gesundheit und Krankheit mit anschaulichen Informationen zu versehen. Dies erfolgt in der Regel über massenkommunikative Strategien, also vor allem über Medieneinsatz. Eine Vielzahl von Institutionen und Gruppierungen – von der „Bundeszentrale für gesundheitliche Aufklärung" bis zur Selbsthilfegruppe – sind mit Aufklärungskampagnen und unterschiedlichen Informationsstrategien beteiligt (BZgA 2003, 55).

Gesundheitliche Aufklärung entspringt vor allem der Tradition von

Strategien der Krankheitseindämmung durch Volksbelehrung, wie sie etwa mit den sozialhygienischen Bewegungen seit Ende des 19. Jahrhunderts verknüpft waren (der „Deutsche Verein für Volkshygiene" wurde 1899 gegründet). Die Wirkung solcher Aufklärung wird immer noch allzu oft überschätzt, da die Schrittfolge von der rationalen Informationsaufnahme über die persönliche Akzeptanz hin zur regelmäßig erwünschten Verhaltensweise in aller Regel über deutlich mehr Kanäle (Lernen, Erfahrungsräume, Beispiele, Vorbilder, Beziehungen) erfolgen muss, um nachhaltige Einstellungen und Lebensweisen zu bewirken. Auf diese Weise wurde der expertenzentrierte Aufklärungsbegriff in der Gesundheitsterminologie inzwischen auch weitgehend verdrängt durch Kategorien der Kommunikation und der persönlichen Bildungsanstrengung. Seit den 50er Jahren wurde er in erster Linie durch den Begriff der Gesundheitserziehung ersetzt, gefolgt von dem Begriff der Gesundheitsbildung.

Vor allem der ÖGD steht mit seinem bevölkerungsorientierten Auftrag in der Tradition gesundheitsbezogener Aufklärung. Bei Volkskrankheiten, Seuchen und gesundheitskritischen Ereignissen (in historischer Reihenfolge etwa Tuberkulose, Polio, AIDS, Tschernobyl, BSE, Pocken und SARS) wird die kommunale Gesundheitsverwaltung durch Massenmedien und besorgte Bürger stark nachgefragt. Ein umfassendes Angebot an gesundheits- und sozialrelevanten Medien gehört zum Standard des Bürgerservices von Gesundheitsämtern. Ganzjährig sorgen „Thementage" oder ganze Wochen unter einem bestimmten Motto (z. B. Weltgesundheitstag mit Jahresmotto, Welt-Nichtrauchertag, Welt-Aids-Tag, Sucht-Woche, Tag gegen den Lärm oder für ehrenamtliches Engagement) für Informations- und Veranstaltungskampagnen, um Fragen der Prävention und Lebensführung öffentlichkeitswirksam in Erinnerung zu rufen. Der gesundheitspolitische Wert und die nachhaltige Wirkung solcher kostenintensiven Kampagnen bleiben umstritten, zumal Aufklärungsaktivitäten wenig evaluiert werden und überdies Ressourcen binden, die auch langfristig angelegte Prozesse der Gesundheitsberatung und -förderung stärken könnten. In der gesundheitlichen Aufklärung hat allerdings zuletzt gerade der Aspekt ungleicher Gesundheitschancen zu neuen Anstrengungen geführt, so in der interkulturellen Gesundheitsarbeit mit dem Einsatz mehrsprachiger Medien und muttersprachlicher Mittler.

Gesundheitserziehung: Seit Ende der 50er Jahre wurden die bis dahin vorherrschenden Begriffe der „Volksbelehrung" und „Aufklärung" zunehmend abgelöst durch den Erziehungsgedanken. So definierte die WHO in den 70er Jahren Gesundheitserziehung als

„Gesamtheit der wissenschaftlich begründeten Bildungs- und Erziehungs-maßnahmen, die über die Beeinflussung des individuellen und kollektiven Verhaltens des Menschen zur Förderung, Erhaltung und Wiederherstellung seiner Gesundheit beiträgt, in ihm die Verantwortung für seine eigene Gesundheit festigt und ihn befähigt, aktiv an der Gestaltung der natürlichen und gesellschaftlichen Umwelt teilzunehmen" (BZgA 2003, 71).

Ausgehend von sozialhygienischen und pädagogischen Traditionen, richtete sich das Augenmerk seit den 60er Jahren verstärkt auf präventivmedizinische und psychologische Modelle. Bis in die Gegenwart von besonderer Bedeutung bleibt das Risikofaktorenkonzept, ein epidemiologisch begründetes Modell, das sich vor allem auf Entstehungszusammenhänge und Verlauf chronisch-degenerativer Erkrankungen, also die so genannten Zivilisationskrankheiten (Herz-Kreislauf, Krebs oder Diabetes) bezieht und sowohl Lebensweisen als auch Lebensbedingungen als multifaktorielle Verursachungszusammenhänge ausmacht.

Gesundheitserziehung soll vor diesem Hintergrund vor allem durch eine angeleitete Lernerfahrung individuelles Gesundheitsverhalten im Sinne einer Primärprävention prägen und somit einer drohenden Gesundheitsgefährdung zuvorkommen. Diese Strategie erfuhr bereits in einem frühen Stadium Kritik: Danach orientiert sich die expertenorientierte Belehrung mit dem Ziel einer individuellen Verhaltensänderung angesichts komplexer Entstehungszusammenhänge in zu hohem Maße an Individuum und Krankheit und zu wenig an Lebensumständen und Lernräumen.

Vor allem der Erziehungsgedanke erschien im Hinblick auf Jugendliche und Erwachsene als unangemessen. Aus diesem Grunde hat sich – mit verstärkter Berücksichtigung individueller Motivation, aber ohne grundlegende Änderung der Zielsetzung – seit den 80er Jahren durch die wachsende Angebotspalette in der Erwachsenenbildung der Begriff der Gesundheitsbildung zunehmend durchgesetzt.

Gesundheitsbildung: Unter diesem Begriff sammelt sich ein mittlerweile fast unüberschaubares Angebot in der Erwachsenenbildung, das zunehmend von einem ganzheitlichen Menschenbild und einem umfassenden Gesundheitsverständnis geleitet ist. Gesundheitsbildung orientiert sich an den Erkenntnissen eines selbstbestimmten Lernens, das auf Beteiligung setzt und verstärkt von den Lebensbedingungen der Teilnehmenden ausgeht. Ziel ist ein Beitrag zur Gesundheitsförderung,

der freiwillige Teilnahme voraussetzt und die erweiterte Handlungskompetenz der Teilnehmenden in gesundheitlichen Fragen anstrebt.
Hierzu hat etwa der Deutsche Volkshochschulverband seit den 80er
Jahren Maßnahmen zur Qualitätssicherung seiner Angebote eingeleitet,
um einen Wandel von in erster Linie krankheitsbezogenen zu vermehrt
gesundheitsorientierten Kursangeboten zu erzielen. Auch für die Gesundheitsbildung gilt dabei verstärkt, Aspekte gesundheitlicher Chancengleichheit in der Angebotsstruktur zu berücksichtigen, etwa die
geschlechtsspezifische Ausprägung von Gesundheitsverhalten (Frauen
nutzen gesundheitsbezogene Angebote deutlich häufiger als Männer).

Gesundheitshilfe: Der als Sachgebietsbezeichnung im ÖGD häufig
verwendete Begriff beschreibt vor allem beratende und vermittelnde
Dienstleistungen, die Menschen in besonderen Lebenslagen zur Verfügung stehen (Schwangerschaftskonflikte, AIDS und andere sexuell
übertragbare Krankheiten, Frühförderung und Behinderung, psychische Krankheiten, Krebs, Betreuung und Unterbringung, Sucht, Tuberkulose). Diese bestehen etwa in persönlicher Beratung und (zum Teil
psychiatrischer) Begutachtung oder in der Vermittlung professioneller
Hilfeangebote und deren Koordination. Gesundheitshilfe geht verstärkt
von einer differenzierten Bedarfsklärung sowie der Subjektivität und
Mündigkeit Hilfebedürftiger aus, was die Intervention zum Schutz der
Klientel und ihrer Umwelt (z. B. stationäre Unterbringung oder Notwendigkeit einer Betreuung) nach medizinischen oder rechtlichen Gesichtspunkten ausdrücklich einschließt. Grundsätzlich könnte hier die
Charakterisierung helfen, dass im Vergleich zur „Pflege" oder „Fürsorge" eher der (subjektive) Bedarf als die Bedürftigkeit im Vordergrund
stehen.
    In der Gesundheitshilfe wird inzwischen häufig die Methode des
„*Case Management*" eingesetzt. *Case Management* oder Unterstützungsmanagement (als Methode mit systemischer und ökosozialer Perspektive) wurde als Erweiterung der Einzelfallhilfe in den USA entwickelt: Unter komplexen Bedingungen können die Fachkräfte (hier: des
ÖGD) Hilfemöglichkeiten abstimmen und vorhandene institutionelle
Ressourcen koordinierend heranziehen, um ein zielgerichtetes System von Zusammenarbeit zu organisieren, zu kontrollieren und auszu-
werten, das am konkreten Unterstützungsbedarf der einzelnen Person
ausgerichtet ist. An der Entwicklung solcher Maßnahmepläne wird die
betroffene Person beteiligt. Dabei sind nicht nur Berater-, sondern auch
Moderations-Qualitäten gefragt, um im Prozess der Hilfe

- die Bedürfnisse der Klienten einzuschätzen,
- Planung und Sicherung sozialer Dienstleistungen zu koordinieren sowie
- Prioritäten zu setzen, Standards festzulegen und für deren Einhaltung zu sorgen.

Ziel ist eine Qualitätssicherung der Hilfeleistung, die zugleich die Rechte der Betroffenen sicherstellen soll. Unterschieden werden im *Case Management* das *Fallmanagement* – als Optimierung der Hilfe im konkreten Fall – und das *Systemmanagement* – als Optimierung der Versorgung im Zuständigkeitsbereich (Ewers / Schaeffer 2000; Löcherbach et al. 2003).

Gesundheitsberatung: Sie hat vor allem eine Komm-Struktur, unterstellt das Subjekt bzw. die Gruppe mit ihrem Klärungsbedarf und tritt in einer modernisierenden Perspektive des ÖGD als gesundheitsbezogene Fachberatung auch zunehmend an die Stelle der hoheitlichen, kontrollierenden und Eingriffsverwaltung. Deutlich wird dies etwa in einem Bereich wie dem Gesundheitsschutz, der neben der gesetzlich geforderten Kontrolle, etwa in Gemeinschaftseinrichtungen, zunehmend Gewicht auf eine frühe Planungs- und Prozessberatung legt und die Rolle des „Sachverständigen für Gesundheit" über die der „Gesundheitspolizei" stellt.

Angebote einer Gesundheitsberatung (BZgA 2003, 61) können eine breite Palette von Themen und Methoden abdecken, angefangen bei der persönlichen Beratung, orientiert an der individuellen Lebenslage (mit oder ohne Informationsmaterial, z. B. Patientenberatung) oder der Projektberatung für Multiplikatoren (z. B. Lehrer) über gruppenbezogene Aktivitäten (Vortrag, Elternabend) bis zur institutionellen Beratung (z. B. Ernährung und Bewegung in Ganztagsschulen). Prinzipiell ist Gesundheitsberatung ein Tätigkeitsmerkmal und kein Beruf. Allerdings haben sich Professionalisierungstendenzen verstärkt, auch Gesundheitsberatung als Qualifizierungsziel von Fort- und Weiterbildungsangeboten zu definieren. In Anbetracht der differierenden Zielstellungen und Inhalte von Beratung im Gesundheitsbereich muss hier für Qualitätssicherung gesorgt werden.

Prävention und Gesundheitsförderung: Wenn von Prävention *und* Gesundheitsförderung die Rede ist, wird Prävention in der Regel als *primäre* Prävention verstanden. Bei den Wegen und Maßnahmen zur Krankheitsverhütung bzw. -vorbeugung, die als Prävention bezeichnet werden, hat sich üblicherweise eine Dreiteilung nach Ansatz und Reichweite durchgesetzt (BZgA 2003, 179). Vereinfacht formuliert, befasst sich danach primäre Prävention mit der Verhütung von Krankheiten im Vorfeld, also durch Vermeidung von Exposition, Abmilderung von Risikofaktoren, Stärkung individueller (bzw. gruppenbezogener) Widerstandsressourcen oder Beeinflussung schützender Umgebungsfaktoren.

Sekundäre Prävention dient der Früherkennung von Krankheitsverläufen, möglichst vor deren Ausbruch, beispielsweise durch Vorsorgeuntersuchungen, *Screenings* (Filteruntersuchungen in ausgewählten Bevölkerungsgruppen) oder Maßnahmen der Frühförderung.

Tertiäre Prävention schließlich richtet sich auf die Abmilderung oder Vermeidung von Folgeschäden manifester Gesundheitsschäden bzw. Krankheiten. Sie ist demzufolge weitgehend krankheitsorientiert, während das verwandte Handlungsfeld der Rehabilitation auch die psychosoziale und berufsbezogene Beratung bzw. Vermittlung einschließt.

Für die Verortung Sozialer Arbeit im öffentlichen Gesundheitswesen wird die Differenzierung in der Prävention deshalb bedeutsam, da *Sekundär-* und *Tertiärprävention* eine eindeutig medizinische Dominanz aufweisen und sich die Ziele Sozialer Arbeit vor allem in den Konzepten der primären Prävention wiederfinden. Dies gilt es im Hinblick auf die „Zielgröße" (Waller 1995, 150) präventiver Maßnahmen noch zu unterstreichen: Vor allem die primäre Prävention zielt neben der Krankheitsvermeidung durch Verhaltensänderung („Verhaltensprävention") auch auf die weiterreichende Änderung von Lebensbedingungen („Verhältnisprävention").

Die fachlichen Synergien, Korrespondenzen und Abgrenzungen zwischen Prävention und Gesundheitsförderung als Konzepte Sozialer Arbeit im Gesundheitswesen bedürfen einer Vertiefung und sind daher Gegenstand der nächsten beiden Abschnitte, mit denen zugleich die (strukturell visionäre) Kernaufgabe Sozialer Arbeit im ÖGD entwickelt wird.

5.2   Die „Befreiung" der Prävention

„Der Begriff ,Prävention' hat eine weitreichende Faszination: Was soll auch bedenklich daran sein, etwas Schlimm(er)es zu verhindern?" (Stark 1989, 12).

Eine Debatte um die konzeptionelle „Vorherrschaft" eines der beiden paradigmatischen Konzepte für eine zukunftssichere Gesundheitsarbeit: Prävention und/oder Gesundheitsförderung begleitet die praktische Arbeit – auch im ÖGD – seit rund 20 Jahren. Wenngleich inzwischen eine

pragmatisch-integrative Handhabung nahe liegt und eine berufsprakti-
sche Arbeitsteilung vor allem aus Zuständigkeitserwägungen, also auch
aus Gründen der Konkurrenz bzw. Arbeitsplatzsicherung Sinn macht,
kann eine analytisch-kritische Darstellung fachliche Implikationen
offen legen und den konzeptionellen „Reinheitsgehalt" herausarbeiten.
Vor allem Stark (1989a) hat den Begriff der Prävention in kritischer
Absicht aufgearbeitet – mit einem eigenen „affirmativ-konzeptionellen
Schlenker": dem zur „lebensweltbezogenen Prävention".
    Stark diskutiert zunächst die historischen Wurzeln des Präventions-
ansatzes. „Im Bereich des Gesundheitswesens ist Virchow (1821–1902)
der prominenteste Vertreter einer frühen Präventivmedizin, indem er
den Zusammenhang zwischen sich epidemisch ausbreitenden Krankheiten (z. B. Cholera) und den sanitären Wohnbedingungen bestimmter
Bevölkerungsschichten erkannte und zu verändern suchte" (12). Zugleich wurde, vor allem im angelsächsischen Bereich, zu Beginn des
20. Jahrhunderts bereits der seelischen Gesundheit (mental health) vermehrt Aufmerksamkeit geschenkt, unter anderem mit dem Ziel, psychische Störungen durch Erziehungsmaßnahmen in Schule und Gemeinde
zu verhindern.
    Eine derart individualisierende Zurichtung sozialhygienischer oder
früher sozialökologischer Ansätze in der Prävention lässt sich nahezu
epochenunabhängig als systematische Bruchstelle beschreiben (Stark
1989a, 14; zur Geschichte Kap. 7):

„Ein Blick auf die historische Entwicklung präventiver Ansätze zeigt …, dass
mit der Ausdifferenzierung professioneller Versorgungssysteme erste Ansätze unspezifischer Prävention mit sozialökologischem Hintergrund (Versuche der Verbesserung von Umwelt- oder Wohnbedingungen, Verringerung
sozialer Ungleichheit) zunehmend von individuumsbezogenen Programmen
(Gesundheitserziehung, Identifikation und Veränderung von Risikofaktoren)
abgelöst wurden. In der Praxis hat sich daran bis heute nur wenig geändert.
(…) Nach wie vor bestimmend ist jedoch, dass Verhaltensdefizite verschie-
denster Art, die zu einem erhöhten Krankheitsrisiko führen, mit Hilfe gezielter Programme verändert beziehungsweise verbessert werden sollen."

Prävention als Handlungsauftrag erscheint überwiegend charakterisiert
durch ihren Programmcharakter und (hierin der Gesundheitserziehung
ähnlich) eine starke Expertenorientierung.
    Viele der seit den 80er Jahren unternommenen Versuche, präventives
Handeln praktisch wirksam werden zu lassen, waren oder sind eingebunden in zum Teil aufwändige Forschungs- und Modellprojekte. Das

Problem dabei: Derartige Präventionsprogramme sind in großen Teilen technologie- und methodenorientiert. Ihre Übertragbarkeit auf einen heterogenen Berufs-Alltag, geprägt durch nicht minder heterogene Handlungsaufträge (ganz abgesehen von ihrer Wirksamkeit in den Lebenswelten der Betroffenen) bliebe dann aber in vielen Fällen fragwürdig und unbelegt. Im Zentrum einer kritischen Betrachtung aber steht, dass derartige Ansätze von Präventionsprogrammen fast zwangsläufig durch eine hochgradige Expertenorientierung geprägt sind. Unter solchen Umständen – so der nicht nur von Stark formulierte Vorbehalt – wird eine Mitwirkung der angesprochenen Ziel- bzw. Bevölkerungsgruppen bestenfalls unter dem Gesichtspunkt der zu erhöhenden Akzeptanz (der Experten und ihrer Konzepte) betrachtet.

Nun identifiziert auch Stark (16 ff) zunächst drei „klassische" Präventionsansätze, die allerdings nicht mit der systematischen Unterscheidung von primärer, sekundärer und tertiärer Prävention in Deckung zu bringen sind:

- Das *Public-Health-Modell* geht von Risikofaktoren aus, die in Individuen oder deren Umgebung die Wahrscheinlichkeit erhöhen, etwa eine Störung oder Krankheit auszubilden. Mithilfe bestimmter, expertengeleiteter Programme sollen die Betroffenen (Einzelne oder Gruppen) gegen diese Risiken immunisiert werden. Die Menschen werden mit einem letztlich medizinischen Blick als potenzielle Träger von Störungen bzw. Krankheiten betrachtet (z. B. Deutsche Herz-Kreislauf-Präventionsstudie).
- *Erziehung zur Gesundheit* ist der Kern eines zweiten Konzeptes, das auf der Beobachtung ungesunder und risikoreicher Verhaltensweisen und Lebensstile beruht (z. B. Ernährung, Bewegung oder Stress) und die Betroffenen zu einem gesunden Lebensstil anhalten soll. Aufklärung, Erziehung und Bildung sind mit dem Gesundheitsbegriff verzahnt. Damit reicht dieses Konzept weiter als jenes der Risikofaktoren. Diese sollen nicht mehr nur minimiert werden – die erreichte Bevölkerungsgruppe (nicht allein eine identifizierte Zielgruppe) erhält Anleitung zur Förderung körperlicher und seelischer Gesundheit (Stark 1989a, 18): „In beiden Ansätzen sichtbar ist der Einsatz ‚diagnostischer Macht' (Gronemeyer), mit der über Fachleute Normalitätsstandards gesetzt und individuell durchgesetzt werden."

Für diese beiden Ansätze gilt der genannte Vorbehalt, dass die Ziele der Prävention expertengesteuert sind, weil die Standards für das, was als Normalität zu gelten hätte, durch Fachleute definiert und am Einzelnen durchgesetzt werden sollen.

- Der dritte Ansatz erweitert den präventiven Blick nun auch hinein in soziale Systeme und Strukturen: *Verhältnisprävention* strebt präventive Maßnahmen auf Gemeindeebene oder in sozialen und institutionellen Kontexten an (Nachbarschaft oder Schule zum Beispiel). Die Ziele werden zwar weiterhin überwiegend durch Experten bestimmt – erreicht werden soll aber durchaus die Veränderung von bestimmten Rahmenbedingungen – allerdings dominiert auch hier weiterhin das Ziel anderer (individueller) Verhaltensweisen.

Als Fazit für die vorgestellten Leitideen können wir festhalten, dass sie alle letztendlich eine personenzentrierte und damit auch expertenorientierte Sichtweise von Problemen und deren Prävention reproduzieren und somit die vorherrschende medizinorientierte Sicht in Gesundheits- und Sozialpolitik durchaus verlängern. Dies aber, so folgern wir mit Stark (19), kann nicht wirklich wachstumsfördernd sein, sondern bleibt – wenn auch in der Regel nicht bewusst intendiert – vorrangig an Sicherheit und Kontrolle, an Vorgegebenem und Normierendem, an Stillstand und Erhaltung orientiert. Geprägt wird eine solche Handlungsstrategie durch ein Menschenbild, dem das zu versorgende Individuum gewissermaßen als kalkulierbares Objekt im Rahmen der Normvarianz vorschwebt. Auch Hurrelmann und Settertobulte (1995, 97) bemühen die Begriffsgeschichte der Prävention:

„In Hinblick auf die Wirkungsrichtung präventiver Maßnahmen kann zwischen spezifischer und unspezifischer Prävention unterschieden werden. Eine spezifische Prävention richtet sich dabei an bestimmte Risikogruppen und an eng umschriebene Phänomene, wie etwa Tabak- und Alkoholmissbrauch, Lese-Rechtschreibschwächen oder aggressives Verhalten. Programme zur primären Prävention sind jedoch in den meisten Fällen unspezifisch auf allgemeine Bedingungen der Entstehung psychischer Störungen und Gesundheitsbeeinträchtigungen gerichtet."

Hier nun setzt aus Autorensicht bereits die Gesundheitsförderung als Begrifflichkeit an (Hurrelmann/Settertobulte 1995, 97f):

„Für die Bezeichnung primärpräventiver Maßnahmen hat sich seit den 80er Jahren auch der Begriff ‚Gesundheitsförderung' durchgesetzt", als integratives Präventionskonzept, „das die einseitige Betonung verhaltensbezogener Maßnahmen überwinden soll und auf die Entwicklung gesunder Lebensbedingungen abstellt. (…) Gesundheitsförderung bezeichnet zusammenfassend die vorbeugenden, präventiven Zugänge zu allen Aktivitäten und Maßnahmen, die die Lebensqualität von Menschen beeinflussen, wobei hygienische, medizinische, psychische, psychiatrische, kulturelle, soziale und ökologische Aspekte vertreten sein müssen (Green & Johnson 1983)."

Schließlich nimmt auch die Kommunale Gemeinschaftsstelle (KGSt) als Beratungs- und Qualifizierungseinrichtung für kommunale Gebietskörperschaften (Städte und Landkreise) in ihrem Bericht zum ÖGD eine klare Trennung zwischen den Dienstaufgaben Gesundheitsförderung und Prävention vor (KGSt 1998, 16): „Gesundheitsförderung", heißt es dazu, „verstanden als Health Promotion, setzt im Vorfeld von Krankheit bzw. von bestimmten Gesundheitsrisiken an und unterscheidet sich in diesem Sinne von Prävention (Disease Prevention) durch den fehlenden Krankheitsbezug". Entsprechend wird der Begriff auch institutionell verortet: „Prävention wird im vorliegenden Bericht jeweils als Bestandteil von *Gesundheitshilfe* und *Gesundheitsschutz behandelt."*

Deutliche Kritik an einem halbherzigen gesundheitspolitischen Umgang mit dem Paradigmenwechsel zur Gesundheitsförderung formulieren Dahme und Wohlfahrt (1998, 34) unter dem Eindruck der Ende der 90er Jahre vorübergehend „ausgesetzten" Reformdynamik (§ 20 SGB V):

„Der häufig geäußerte Verdacht, die verhaltensmedizinische Gesundheitserziehung sei in der Bundesrepublik unter dem Vorzeichen der Gesundheitsförderung reanimiert worden, ist nicht von der Hand zu weisen. Auch wenn es aktuell immer noch eine Reihe von alternativen, weiterreichenden Projekten und Modellen zur Gesundheitsförderung gibt (Gesundheitsförderung durch Organisations- und Netzwerkentwicklung), so ist doch der ursprüngliche Anspruch der Gesundheitsförderung auf eine ‚gegentendenzielle Politik' (Rosenbrock 1996) kaum eingelöst worden. Alle zentralen gesundheitspolitischen Akteure haben der Gesundheitsförderung weitergehende Unterstützung verweigert, sobald sie den Rahmen der Verhaltensprävention verlassen wollte. Auch als die Gesundheitsförderung sich durch den Settings-Ansatz von der ursprünglichen Utopie der WHO befreit hatte und auf die Implementation von Machbarem beschränkte, waren weder Staat, noch Kommunen, noch Krankenkassen bereit, mit der Gesundheitsförderung ein stabiles, langfristiges Bündnis einzugehen, um praktikable Gesundheitsziele jenseits der Verhaltensprävention zu verfolgen."

Auch wenn gegenüber der von Dahme und Wohlfahrt vorgebrachten Kritik einige Jahre später wieder weiterreichende Konzepte einer le-

bensweltorientierten Gesundheitsförderung, etwa aus Sicht von Kran-
kenkassen-Spitzenverbänden und aufgeklärter Gesundheitspolitik, zur
Diskussion stehen, kann Skepsis nicht schaden: Die biomedizinisch begründete, risikofaktorenorientierte Prävention wird auch weiterhin eine
zentrale Strategie zur Beeinflussung gesundheitsbewussten Verhaltens
bleiben. In Anbetracht anhaltender Umsteuerungsbestrebungen in der
Sozial- und Gesundheitspolitik wird sie ihre Stellung nach Dahme und
Wohlfahrt (1998, 35) eher noch ausbauen können, denn

> „im Gegensatz zu den verschiedenen Ansätzen in der Gesundheitsförde-
> rung ist eine auf Verhaltensmodifikation orientierte Prävention auch als
> konsumorientierte Dienstleistung marktförmig organisierbar. Die Dienstleis-
> tung Verhaltensprävention ist auch tendenziell substituierbar durch indus-
> triell produzierte Waren (Fitness-Geräte, Sportausrüstung, Lern-Programme
> auf Video, gesunde Lebensmittel, gesundheitsförderliche Drinks u. v. m.)".

Wenn nun gleichwohl der Setting-Ansatz für Lern-, Lebens- und Arbeitswelten (etwa für den Schulbereich, vor allem aber seit einigen
Jahren erfolgreich im betrieblichen Sektor) dennoch eine wachsende
Akzeptanz findet, könnte dies zu einem beträchtlichen Teil an seiner
Koppelung mit dem Ziel einer verbesserten gesundheitlichen Chancengleichheit für sozial Benachteiligte liegen: Zweifellos wird für Menschen in defizitären Lebenslagen die Individualisierung von Gesundheitschancen durch eine „Industrialisierung" der Prävention als Kon-
sumanreiz (mit den Motiven Erfolg bzw. Angst) nur in geringem Maße
von Bedeutung sein und sich dann eher auf den Besuch des Sonnen-
studios beschränken. Schon aus diesem Grunde muss dem öffentlichen
Gesundheitswesen daran gelegen sein, kompensatorische Strategien
auszubauen, um den wachsenden Teil der Bevölkerung, dem prekäre
Alltagsbedingungen drohen, im Bereich der gesundheitlichen Normvarianz zu halten.

Am Ende seiner kritischen Würdigung des Präventionsansatzes vollzieht Stark (1989a, 19ff) eine Art „Befreiung" der Prävention: Er entwickelt den Ansatz einer *„lebensweltbezogenen Prävention"*, die nach
seiner Meinung geprägt ist durch

- eine *sozialökologische Sichtweise*: Sie versteht sich systemisch und res-
  sourcenorientiert und zielt auf die zukunftsfähige Gestaltung von Lebensräumen.
- die Strategie des *Empowerment*: Gefördert wird das Kontrollbewusstsein
  bzw. die Kontrolle über die eigenen Lebensumstände; dafür sollen för-

dernde Strukturen und Fähigkeiten geschaffen bzw. gestärkt werden; diese Strategie zielt auf selbstorganisierende Kapazitäten und eine Freisetzung von (persönlichen wie sozialen) Entwicklungskräften.

• das Konzept *Gesundheitsförderung*: Diese Handlungsstrategie thematisiert Lebensweisen und -bedingungen, das Thema Krankheitsrisiken wird umgekehrt zu einer Frage nach gesundheitsförderlichen Bedingungen und Quellen; das umfassende Konzept definiert Bedarf und Ressourcen auf fünf Handlungsebenen wachsender Komplexität.

Die von Stark eingeführte Nomenklatur hat sich im Diskurs über die Strategien einer systemisch angelegten, nachhaltig wirksamen und die Betroffenen zu Beteiligten machenden Gesundheitsarbeit im kommunalen Raum nicht durchgesetzt. Sein Versuch, Kategorien mit Anklängen aus Gesundheitswissenschaft, Sozialarbeitswissenschaft und Gemeindepsychologie eigensinnig zu sortieren, war hilfreich, jedoch nicht hinreichend, um intersektoral handlungsmächtig zu werden. Auch wenn der Begriff der Prävention aus fachpolitischem Kalkül (etwa bezogen auf den breit geförderten Sektor der „Bindestrich-Prävention": Sucht, Gewalt, Krankheit) und lobby-politischer Zurückhaltung (etwa bezogen auf das von Schwartz (in Luber / Geene 2004, 20) beschriebene biomedizinische „Meinungs-Kartell") im politischen Raum wieder die Oberhand gewonnen hat – so im neugefassten § 20 SGB V oder im 2004 geplanten Präventionsgesetz –, umfasst vor allen anderen der Begriff der *Gesundheitsförderung* die Bandbreite fachlichen und bürgerschaftlichen Handelns für die Belange gesundheitlicher Chancengleichheit und Ressourcenförderung. Es gilt daher zu begründen, dass sich Gesundheitsförderung aus theoretischer sowie handlungsorientierter Perspektive als Leitdisziplin für künftige Soziale Arbeit im ÖGD eignet.

5.3   Leitdisziplin Gesundheitsförderung

Als Leitbegriff ist Gesundheitsförderung (*Health Promotion*) in gesundheitspolitischen Arbeitsprogrammen des Europäischen Regionalbüros der WHO erstmals Anfang der 80er Jahre im deutschsprachigen Raum aufgetaucht (Franzkowiak / Sabo 1993, 65ff und 78ff).

Verstanden wird Gesundheitsförderung vorrangig als „Prozess, der Menschen befähigen soll, mehr Kontrolle über ihre Gesundheit zu erlangen" (Jakarta-Deklaration 1997). Damit richtet sie sich grundsätzlich sowohl auf die Entfaltung von (persönlichen und sozialen) *Lebens-*

weisen als auch auf die Gestaltung von (sozialräumlichen und strukturellen) *Lebenswelten*. Die pragmatisch hilfreiche, aber systematisch wie begrifflich missverständliche Unterscheidung von „Verhaltens- und Verhältnisprävention" hat hier ihre Wurzeln. „*Wie ein Sozialarbeiter*", hieß es 1981 im Kopenhagener „Regionalprogramm über Gesundheitserziehung und Lebensweisen", sehe sich auch die WHO der Aufgabe gegenüber, „Probleme bewältigen zu müssen, die durch Kräfte außerhalb ihrer Kontrolle geschaffen worden sind": vor allem wirtschaftliche, politische und soziale Ungleichheit – mit gesundheitlichen Auswirkungen (Franzkowiak/Sabo 1993, 65).

Gesundheitsförderung basiert auf der Einsicht, dass wesentliche Determinanten für die Gesundheit des Einzelnen weniger in der Ausgestaltung des Gesundheitsversorgungs-Systems zu suchen sind als in den Bedingungen, die den Einzelnen in seinem sozialen Umfeld befähigen, seine gesundheitlichen Ressourcen zu entfalten, sich gewissermaßen „für Gesundheit entscheiden" zu können. Der Akzent liegt eindeutig beim Begriff der Selbstbestimmung, setzt auf die Selbstständigkeit und Selbsthilfe des Einzelnen und ganzer Kollektive, auf Partizipation und politische Einflussnahme und schließt unter den Bedingungen wachsender sozialer Ungleichheit und interkultureller Vielfalt in den entwickelten Gesellschaften vor allem auch das Ziel der Chancen- und Rechtegleichheit als Gesundheitsfaktor ein. So heißt es in der Ottawa-Charta (zit. nach Hildebrandt/Trojan 1987, 12):

„Gesundheit wird von den Menschen in ihrer alltäglichen Umwelt geschaffen und gelebt, dort, wo sie spielen, lernen, arbeiten und lieben. Gesundheit entsteht dadurch, dass man sich um sich selbst und für andere sorgt, dass man in der Lage ist, selber Entscheidungen zu fällen und Kontrolle über die eigenen Lebensumstände auszuüben – sowie dadurch, dass die Gesellschaft, in der man lebt, Bedingungen herstellt, die allen Bürgern Gesundheit ermöglicht."

Die vielzitierte emphatische Programmatik der WHO findet inzwischen fast selbstverständlich Eingang auch in die programmatische Selbstvergewisserung öffentlicher Verwaltung – eine wichtige Voraussetzung, um sie als Leitdisziplin für Soziale Arbeit im ÖGD zu qualifizieren:

So stellt der KGSt-Bericht über „Ziele, Leistungen und Steuerung des kommunalen Gesundheitsdienstes" von 1998 die Gesundheitsförderung als Handlungsfeld des ÖGD an die erste Stelle und propagiert für diesen Aufgabenbereich zwei zentrale Zielrichtungen in Anlehnung an die Ottawa-Charta

- „die Schaffung gesundheitsfördernder Lebenswelten unter Anerkennung der engen Bindungen zwischen den Menschen und ihrer natürlichen, technischen und sozialen Umwelt" sowie
- die Förderung der „persönlichen Kompetenzen der Menschen"; auf diese Weise soll „die Bevölkerung dazu ermutigt werden, sich selbst für ihre Gesundheitsinteressen einzusetzen"; hier wird u. a. auch die Stärkung von Selbsthilfepotenzialen angesprochen (KGSt 1998, 16f).

Der KGSt-Bericht legt in aller Deutlichkeit offen, wie viel (kommunal-) politisches Handlungspotenzial im fachlichen Auftrag Gesundheitsförderung für den ÖGD liegt. Zu den „Erfolgsfaktoren" der Gesundheitsförderung zählen

- „eine kommunale Gesundheitspolitik im Sinne einer gesundheitsfördernden Gesamtpolitik" – mit der nicht zu leugnenden Einschränkung, dass diese Zielsetzung in der ÖGD-Struktur wie in der Kommunalpolitik *gewollt* sein muss – und
- „die Entwicklung und Realisierung dieser Politik als Gemeinschaftsaktion nicht nur innerhalb der Verwaltung, sondern als Gemeinschaftsaktion der Kommune zusammen mit den unterschiedlichen Partnern des Gesundheitswesens, der Ärzteschaft und der Kostenträger, den Verbänden, Institutionen sowie den freien Trägern und Selbsthilfegruppen im Gesundheitswesen und über das Gesundheitswesen hinaus" (KGSt 1998, 17).

Hier ist folglich die koordinierende und vernetzende Kraft der Arbeit, auch im Sinne einer Initiative zur Lobby-Bildung für Gesundheitsförderung in den Gebietskörperschaften gefragt. Weshalb Gesundheitsförderung nicht – im Sinne einer strengen Auffassung von Subsidiarität – den übrigen Leistungserbringern und Akteuren vor Ort überlassen werden kann, stellt die KGSt wiederum klar:

„Die Kommunen sind – je nach Rechtslage – (…) der einzige Handlungsträger mit expliziter Gemeinwohlverpflichtung und einem Auftrag, der auf die gesundheitliche Gesamtsituation *und* die bedarfsgerechte Versorgung aller Bevölkerungsteile ausgerichtet ist. Dies ist ein wesentlicher Rollenunterschied zu den anderen Handlungsträgern im Gesundheitswesen und lenkt das Augenmerk besonders auf gesundheitlich benachteiligte Bevölkerungsgruppen. (…) Es geht somit nicht um die Frage, was die Kommunen neben den anderen Handlungsträgern in der Gesundheitsförderung tun könnten, sondern wodurch wesentliche und *nachhaltige gesundheitliche Entwicklungen* gewährleistet bzw. gefördert werden können, die in der

Gesamtverantwortung und im Gesamtinteresse der Kommune liegen" (KGSt 1998, 18).

Als Stärken einer ÖGD-Strategie zur kommunalen Gesundheitsförderung sind folglich festzuhalten:

- die Förderung gemeinsamer und langfristiger Strategien im Sinne einer intersektoralen und vernetzenden Planung, mit der die knappen Ressourcen gebündelt und Synergien genutzt werden (z. B. in der Stadtplanung);
- die Förderung gruppen- und lebensraumbezogener Ansätze, da die überwiegende Zahl der Akteure im Gesundheitswesen auf Einzelpersonen oder spezifische Zielgruppen (z. B. Mitglieder einer Krankenkasse) und entsprechend eher auf „Verhaltensprävention" ausgerichtet ist;
- die bewusste Einbeziehung und Stärkung benachteiligter Gruppen der Bevölkerung, da der ÖGD der wohl einzige Akteur im Gesundheitswesen ohne Partikularinteressen und enge Zuständigkeiten, aber mit einem erklärten bevölkerungsorientierten Auftrag ist.

Auch aus der Perspektive der Kommunalverwaltung wird Gesundheitsförderung damit als im Kern gesundheitspolitisches, ja sozialpolitisches Konzept identifiziert. Eine derartige „Gewichtung" hätte weitreichende Konsequenzen für die Verteilung von Mitteln und die Bereitstellung von Ressourcen zur Anhebung des gesundheitlichen Status der gesamten Bevölkerung. Außerdem würden Determinanten von Gesundheit (wie Bildung und Erziehung oder Formen sozialer Unterstützung) weiter an Bedeutung gewinnen. Nicht zuletzt vor diesem Hintergrund bleibt das Konzept Gesundheitsförderung in der Praxis (beispielsweise des ÖGD) weitgehend „unpolitisch" und wird in Sachgebieten mit Präventionsauftrag weiterhin überwiegend projektorientiert abgearbeitet.

Für das Aufgabenfeld Sozialer Arbeit im ÖGD bietet eine „Leitdisziplin Gesundheitsförderung" hingegen attraktive Ansatzpunkte, die aus dem theoretischen und wissenschaftlichen Selbstverständnis, dem konzeptionellen „Fundus" und dem Methodenrepertoire Sozialer Arbeit ohne Reibungsverluste ableitbar sind. Strategien der Gesundheitsförderung orientieren sich an

- mehreren Handlungsebenen, die den Bezug zwischen Lebensweisen und Lebensbedingungen praktisch machen; sie favorisieren deshalb interdisziplinäre Konzepte der Kooperation und Vernetzung;
- vorhandenen Potenzialen und Ressourcen statt an Risiken und Defiziten; sie favorisieren daher das Konzept der Salutogenese;

- der Ermutigung von Selbstbestimmung und Partizipation; sie favorisieren daher Methoden des *Empowerments*;
- Handlungsräumen, in denen die Betroffenen zu Beteiligten gemacht werden und Bedingungen des Lebens, Lernens und Arbeitens bewusst gestaltet werden können; sie favorisieren daher den Setting-Ansatz und Methoden der gesundheitsorientierten Gemeinwesenarbeit;
- Handlungszielen, die über das medizinische Versorgungssystem hinausgehen; sie favorisieren daher einen multidisziplinären Zugang – auch innerhalb des ÖGD.

5.3.1 Handlungsebenen

Spätestens seit der Ottawa-Charta lassen sich Arbeitsansätze der Gesundheitsförderung auf einfache Weise in ihrer Mehrdimensionalität und Reichweite überprüfen bzw. auf dem angestrebten Handlungsniveau reflektieren. Fünf Handlungsebenen bzw. miteinander verschränkte Schritte liefern zugleich den Nachweis, in welcher Weise die vernetzte bzw. systemische Bearbeitung eines Handlungsauftrages gelingt. Damit können die Handlungsebenen zugleich als Raster für die Evaluation der Struktur- und Prozessqualität dienen (Frage: Ist die Intervention auf *mindestens drei Ebenen* angelegt, damit sie eine Chance auf Nachhaltigkeit hat?):

Individuum: Wer Gesundheitsförderung betreiben möchte, zielt, in Übereinstimmung mit Konzepten der Gesundheitserziehung oder Aufklärung, auf das *Individuum*. Die Kompetenzen des einzelnen Menschen zu stärken, ihn in der Entwicklung seiner Persönlichkeit und in der Einflussnahme auf sein persönliches Wohlergehen zu unterstützen, bleibt unverzichtbares Kernziel.

Beispiel Ernährung und Schule: Wenn Gesundheitsförderung im schulischen Kontext um das Projektthema „Gesunde Ernährung" kreist (da die Zahl übergewichtiger oder anderweitig essgestörter Kinder dramatisch zugenommen hat), soll der einzelne Schüler sinnlich und kognitiv, beispielsweise durch gut vorbereiteten Projektunterricht, erreicht werden. Das Einbeziehen von Fachkräften, etwa aus der Ernährungsberatung, erhöht dabei die Attraktivität der Lernsituation.

Gruppen und Gemeinschaftsaktionen: Aus langjähriger Erfahrung mit Suchtprävention ist bekannt, dass Aufklärung (oder etwa Abschreckung) in der Regel Lebensweisen nicht ändert, der Einzelne seine persönlichen Gründe haben mag, sich etwa ungesund zu ernähren, und das Lebensumfeld eine wesentliche Rolle bei der Ausprägung individueller Verhaltensmuster spielt.

Gesundheitsförderung bezieht daher die *Gruppe* ein und fördert Gemeinschaftsaktionen, die jugendliche *Peer-Group* oder etwa die Schulklasse. Viele neuere Präventionsstrategien arbeiten mit dem sozialen Potenzial sowie der sozialen Kontrolle durch die vertraute Gruppe (z. B. das aktuelle Projekt „Be smart, don't start!" in der Tabakprävention).

Beispiel Ernährung und Schule: Der Arbeitsansatz in der Schule bezieht die gemeinsame Erfahrung in der Gruppe ein, nutzt beispielsweise das Gemeinschaftserlebnis eines gesunden Frühstücksbüffets, deckt auf, dass Ernährung und Bewegung zwei Dimensionen eines Gesundheitsproblems *und* seiner Lösung sind und entwickelt auch dazu gruppenbezogene Angebote.

Bereits hier ergibt sich für den Gesundheitsförderer eine Erweiterung seines Blickfeldes: Zum Kontext Schule gehören als Beteiligte zumindest auch Lehrerschaft und Eltern. Deren Verantwortung für Erziehung und Bildung, aber auch ihre eigenen Verhaltensmuster und Überzeugungen, sind Teil der Problemlösung.

Organisation und Institution: Was die Ottawa-Charta vor allem auf die „Gesundheitsdienste" (z. B. Gesundheitsämter) im engeren Sinne bezogen hatte, erfuhr durch die Praxiserfahrung des letzten Jahrzehnts eine sinnvolle Weiterung: Wenn Gesundheitsförderung die Menschen, einzeln und in ihren Gemeinschaftsbeziehungen, nachhaltig in der Gestaltung gesundheitsförderlicher Lebenswelten unterstützen möchte, kann sie vor den Strukturen und Voraussetzungen, unter denen dies möglich sein soll, nicht Halt machen.

Was jemand tut und mit welchen personalen und sozialen Ressourcen er dies tut, hängt immer auch damit zusammen, auf welche Weise und unter welchen Umständen dies geschieht. Gesundheitsförderung thematisiert strukturelle Aspekte in gleichem Maße wie personale Aspekte.

Beispiel Ernährung und Schule: Ein Paradigmenwechsel gesundheitsfördernder Schulen besteht darin, nicht mehr *Gesundheit* zu lehren und zu lernen, sondern *gesund* (!) zu lehren und zu lernen. Wer weiß, dass viele Kinder und Jugendliche zu Hause kaum noch gemeinsame Mahlzeiten in der Familie erleben, wird dies gegebenenfalls als Ritual in der Schule anregen – und dann bemerken, dass der 45-Minuten-Takt oder die einzige große Pause damit kollidieren. Wenn Ernährung in den immer zahlreicheren Schulen mit Ganztagsangebot zum Nischenthema wird, da weder genug Zeit und Raum noch ausreichend Personalressourcen zur Verfügung stehen, ist es nicht indiziert, über einen *gesundheitsfördernden* Schulbetrieb zu diskutieren.

Lebenswelt und Kooperation bzw. Partnerschaft: Wenn Gesundheitsförderung, wie oben entwickelt, bei ihrem Einsatz den Einzelnen nicht aus dem Auge verliert, ihn jedoch in gleichem Maße in seinen sozialen Bezügen stärkt und zugleich seine strukturellen Rahmenbedingungen bewusst einbezieht, erweist sich auf einer weiteren Komplexitätsstufe, dass jeder Interventionsraum Sozialer Arbeit ein Umfeld bzw. einen Kontext hat, der unterstützend oder hemmend einwirken kann.

Das gilt für die sozialräumlichen Bedingungen (z. B. Quartier, Einzugsgebiet oder wirtschaftliche Lage) wie für die einfließenden Interes-

---

Exkurs: *Empowerment*

Nach Stark (1989a, 25) finden sich in *Empowerment*-Prozessen die folgenden Dimensionen wieder, die auch die Ziele einer „Prävention als Gestaltung von Lebensräumen" determinieren:

- Aufbau eines positiven und aktiven Gefühls des „In-der-Welt-Seins"
- Entwicklung von Fähigkeiten, Strategien und Ressourcen, um aktiv und gezielt individuelle und gemeinschaftliche Ziele zu erreichen
- Erwerb von Wissen und Fähigkeiten, die zu einem „kritischen Verständnis" der sozialen und politischen Verhältnisse und der eigenen sozialen Umwelt führen

„Präventive Interventionen und Konzepte folgen nach Rappaport (1987) dann dem Konzept des Empowerment, wenn sie auf gleichberechtigte Zusammenarbeit angelegt sind, Ressourcen zur eigenständigen Entwicklung bereitstellen und so selbstorganisierende Kapazitäten freisetzen. Die Interventionen sollen so angelegt sein, dass sie hierarchische Helfer-Klient-Beziehungen vermeiden und eine Sensibilität für Kulturen und Traditionen der sozialen Kontexte und Individuen entwickeln."

senlagen (z. B. Gesundheitsanbieter, Anlieger oder Beteiligte) und das professionelle „Klima" (Kooperation oder Konkurrenz). Wer gesundheitsfördernde Lebenswelten schaffen möchte, muss folglich Kooperationen initiieren und nutzen sowie das Umfeld des eigenen Handelns mit Neugier und Respekt einbeziehen.

Beispiel Ernährung und Schule: Eine Stärke gesundheitsfördernder Arbeitsansätze ist ihr Vertrauen in Partizipation und Kooperation. Wenn ein langfristig angelegter Interventionsprozess zum Thema Ernährung (und auch Bewegung, da das eine ohne das andere dem Thema kaum gerecht wird) in Unterricht, Schulleben, kollegialer Fortbildung und Elternarbeit verankert werden soll, kann dies nicht aus eigener Anstrengung, quasi nebenbei, erfolgen. Auch die kluge Moderation und die organisatorischen Beiträge Sozialer Arbeit in ihrer beratenden und vernetzenden Funktion sollten sich nicht „übermenschliche" Aufgaben stellen. Kooperation und Vernetzung mit außerschulischen Partnern sind das Mittel der Wahl, um den schulentwicklerischen Prozess (denn das ist er jetzt bereits) kompetent zu stärken und fachliche Qualitäten einzubinden. Gesundheitsförderung als komplexe Arbeitsform unter komplexen Bedingungen nutzt das institutionelle Umfeld, um Maßnahmen professionell abzusichern und die Beteiligten zu entlasten. In institutionellen Prozessen wie schulischer Gesundheitsförderung wird es immer entscheidend sein, Partizipation und *Empowerment* so zu verstehen, dass die unmittelbar Beteiligten Auftraggeber und Subjekte des Geschehens bleiben: Gesundheitsförderer „liefern" keine Gesundheit, sondern setzen Impulse, begleiten Prozesse und koordinieren und vernetzen; sie können überdies beraten, fortbilden, bei der Evaluation helfen und „kritische Freunde" sein: die Expertenrolle der klassischen Risikoprävention haben sie soeben abgelegt.

Politik und Lobbyarbeit: Mit Individuum, Gruppe, Organisation und Lebenswelt sind für Projekte und Prozesse der Gesundheitsförderung alle unmittelbaren Einflussgrößen und Zieldimensionen abgebildet – wäre da nicht noch die bereits betonte Tatsache, dass Gesundheitsförderung immer auch ein „politisches Projekt" ist und auf Gestaltung zielt. Da sie immer in kommunalpolitischem Kontext stattfindet und im Unterschied zur weitaus größten Zahl gesundheitsbezogener Aktivitäten bewusst über die Einflussnahme von Einzelpersonen hinausgeht, erhebt sie (zumindest) indirekt immer auch den Anspruch auf Veränderungen des Umfeldes. Dies gilt für gemeindebezogene Aktionen in gleichem Maße wie für institutionelle Projekte, etwa in Kindergarten, Schule oder Alteneinrichtung. Gesundheitsförderung bedarf folglich einer Lobby, im Idealfall benötigt sie einen Handlungsauftrag bzw. ein Mandat.

Beispiel Ernährung und Schule: Für ein Unterrichtsprojekt braucht eine engagierte Klassenlehrerin derzeit in der Regel keine Genehmigung, höchstens die Zustimmung der Schulleitung. Wenn eine Schule hingegen im Zuge eines Gesundheitsförderungsprozesses Einschnitte in der Ablauforganisation vornimmt, etwa Pausenzeiten verändert und ihren Schulhof bewegungsfreundlicher einrichten möchte, müssen nicht nur Lehrerkollegium und Elternschaft aktiv werden. Auch die Gemeinde als Schulträger und das zuständige Schulamt als Dienstaufsicht müssen nun einbezogen werden und Mittel bereit stellen oder Konzepte absegnen. Schulinterne Lehrerfortbildung ist gegebenenfalls erforderlich und die Dokumentation der Neuerungen soll auch anderen zugänglich sein.

Gesundheitsförderung öffnet den Blick auf Entscheidungs- und Förderstrukturen im kommunalen und überregionalen Raum, umgekehrt lenkt sie den Blick der Entscheider und Förderer aber auch auf den Prozess vor Ort. Das erweist sich in der Praxis als weniger dramatisch als es zunächst klingt. Gesundheitsförderer werden nicht (unbedingt) in Ministerien und bei Stiftungsräten vorstellig. Ihre Arbeit macht jedoch vor den politischen und Managementstrukturen des öffentlichen Lebens nicht Halt. Auch deshalb gilt für Soziale Arbeit im ÖGD als *Gesundheitsförderung*: Lebenswelten für alle Beteiligten gesundheitsförderlich zu gestalten bedeutet, einen Prozess zu initiieren, der so viel Sichtbarkeit und so wenig Reibungsverlust wie möglich erzeugt.

5.3.2 Salutogenese und Kohärenzsinn

Fast zeitgleich mit der stark beachteten Ottawa-Charta und ihrem vehementen Plädoyer für eine politisch wirksame Gesundheitsförderung belebte seit Ende der 80er Jahre ein gesundheitssoziologischer Ansatz die gesundheitswissenschaftliche Diskussion, da auch er dem krankheitsorientierten biomedizinischen Paradigma eine völlig andere Blickrichtung gegenüberstellte: Aaron Antonovskys Konzept der „Salutogenese" (Antonovsky 1997; BZgA/Bengel et al. 1998). Während die Kritik an den Präventionskonzepten der 70er und 80er Jahre in erster Linie darauf gerichtet war, dass diese immer vom Endpunkt der drohenden Störung bzw. Krankheit her (also pathogenetisch) argumentierten, hatte Antonovsky (dessen Hauptwerk „*Unraveling the Mystery of Health*" 1987 in San Francisco erschien) die Frage umgekehrt: Was geschieht, damit Menschen gesund bleiben? Was schützt ihre Gesundheit, obwohl sie diversen Krankheitsrisiken ausgesetzt sind und auch immer wieder erkranken?

Antonovsky beschrieb ein Kontinuum zwischen Gesundheit und Krankheit, auf dem der Mensch sich permanent bewegt. Die Bewegung in Richtung des Poles Gesundheit ist hierbei erstrebenswert. Die salutogenetische Perspektive hat folglich wenig mit der Vorstellung ewiger Gesundheit zu tun, da ein querschnittgelähmter Rollstuhlfahrer sich mitunter gesünder erleben kann als ein gestresster Dauerjogger. Den Risikofaktoren gegenüber sieht Antonovsky so genannte „generalisierte Widerstandsressourcen" (*generalized resistance resources*) (Antonovsky 1997, 16, 43ff), die auf verschiedenen Ebenen angesiedelt sein können: als körperliche Immunpotenziale, personale bzw. psychische Stärke (von Stressvermeidung bis geistige Flexibilität), interpersonale (soziale) Ressource (Familie, soziale Netze), soziokulturelle Kraftquelle (kulturelle Verbundenheit, Werte oder Glaubensüberzeugungen) und schließlich auch als materielle Ressourcen (finanzielle Sicherheit, Wohnung).

Wenn das Kräfteszenario der Schutzfaktoren oder Widerstandsressourcen in ausreichendem Maße vorhanden ist, vermag es schließlich, in der einzelnen Person einen Sinn für Kohärenz (*sense of coherence*) bzw. ein Kohärenzgefühl auszuprägen und dauerhaft zu verankern. Menschen, denen es gelingt, ein derartiges Kohärenzgefühl auszubilden, entwickeln demnach in drei Dimensionen eine grundlegende Vertrauenshaltung hinsichtlich der Herausforderungen ihres Lebens; nach Antonovsky gelingt dieser Schritt vor allem jüngeren Menschen:

- „Meine Lebenswelt und die in ihr vorkommenden Herausforderungen sind für mich grundsätzlich *verstehbar* – sie können mich nicht überwältigen." (*comprehensibility*)
- „Meiner Lebenswelt mit ihren vielfältigen Herausforderungen erlebe ich als durchweg *handhabbar*: Ich kann Schwierigkeiten begegnen oder mir dazu Unterstützung sichern – und fühle mich ihnen gegenüber nicht hilflos." (*manageability*)
- „Meine Lebenswelt und ihre Herausforderungen sind für mich grundlegend *sinnerfüllt* – an der Bedeutsamkeit meines Lebens brauche ich nicht zu zweifeln." (*meaningfulness*)

Der Heidelberger Philosoph Hans Georg Gadamer hat in seinen Überlegungen zur „Verborgenheit der Gesundheit" diese gesundheitsfördernde Grundüberzeugung gespiegelt, wohl ohne dies zu beabsichtigen (Gadamer 1993, 143f; Einschübe d. Verf.):

„Trotz aller Verborgenheit kommt (die Gesundheit) aber in einer Art Wohlgefühl zutage, und mehr noch darin, dass wir vor lauter Wohlgefühl *unternehmungsfreudig* [Handhabbarkeit]*, erkenntnisoffen* [Verstehbarkeit] und *selbstvergessen* [Bedeutsamkeit] sind und selbst Strapazen und Anstrengungen kaum spüren – das ist Gesundheit."

Das Kohärenzgefühl als positives Selbstbild und vertrauensvolle Weltwahrnehmung erscheint als plausibles Ziel von Erziehungs- und Bildungsprozessen, vor allem im Kindes- und Jugendalter. Auf diese Weise kann das Konzept der Salutogenese – ungeachtet der wissenschaftlichen Zweifel an seinem Nutzwert bei der Analyse von Gesundheitspotenzialen (BZgA / Bengel et al. 1998) – in die Gestaltung von Prozessen der Gesundheitsförderung einbezogen werden, die nachhaltig auf die Entwicklung von Gesundheitsressourcen angelegt sind. Es hilft dabei, Beteiligte zu ermutigen sowie ihre Potenziale einzufordern und auszuschöpfen. Dies gilt im Übrigen auch für den unmittelbaren Umgang mit Kranken, etwa in der Psychotherapie und Psychosomatik, in der Krebsbehandlung und -nachsorge oder in der Rehabilitation chronischer Erkrankungen.

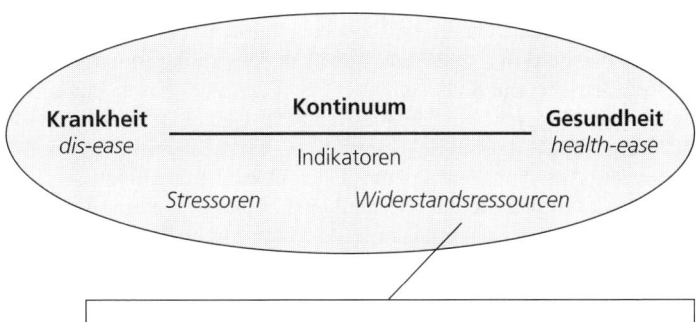

Abb. 2: Salutogenetisches Modell (nach Antonovsky, Steen 1997)

5.3.3 Setting

Soziale Arbeit bewegt sich hinsichtlich ihres Selbstverständnisses immer im Spannungsfeld von gelingendem Leben im Einzelfall und der Gestaltung von Lebensbedingungen, die ein solches Gelingen erst ermöglichen – vor allem für jene, deren Ressourcen (persönlich bzw. sozial) eine Benachteiligung darstellen oder begünstigen. Mit den fünf Handlungsebenen der Gesundheitsförderung steht ein Instrumentarium der Prozessgestaltung in Breite und Tiefe zur Verfügung, das einen nächsten Schritt nahe legt: Gesundheitsförderung in sozialen und institutionellen Räumen sollte, bezugnehmend auf die Handlungsebenen, immer die gesamte Struktur mit allen Beteiligten zum Thema machen.

Seit den 80er Jahren hat sich dafür im öffentlichen Gesundheitswesen zunehmend der Begriff des „Setting"-Ansatzes als attraktives Handlungsszenario eingebürgert. Die größte Sichtbarkeit erzielte dabei das WHO-Projekt „Healthy Cities – Gesunde Städte", deren deutschem Netzwerk Anfang 2004 rund 60 Gebietskörperschaften (Städte, Stadtbezirke, Kreise) angehörten. Der Setting-Ansatz ist nicht nur eine Umsetzungsvariante des Konzepts Gesundheitsförderung, er kann auch als eine Reaktion auf den beschränkten Erfolg traditioneller Ansätze *im* Gesundheitsbereich verstanden werden. Anspruch dieses Ansatzes ist, neben den beteiligten Personen eines Handlungsraums auch die Bedingungen, unter denen diese leben, lernen, arbeiten und konsumieren, bewusst einzubeziehen; er zielt zugleich auf den kommunalen Raum und seine wichtigsten vergesellschaftenden Orte (Schulen und Kindergärten, Betriebe und Krankenhäuser). Seit den 90er Jahren kann man daher von einer Art „Wiederentdeckung der Gemeinde" (Steen 1994, 103f) sprechen.

Soziale Arbeit in Settings muss sich einer neuen Dimension von Aufgabenerfüllung stellen: Gesundheitsförderung, die eine Veränderung struktureller Bedingungen im Handlungs(zeit)raum einschließt, übernimmt auch moderierende und beratende Aufgaben für Prozesse der Organisationsentwicklung, in institutionellen Settings auch für Personalentwicklung.

Wer Gesundheitsfördernde Schulen berät und vernetzt, arbeitet am Selbstverständnis und an der Organisation kollegialer Prozesse mit, begleitet Prozesse der Umorganisation und des Strukturwandels und leistet Moderationsarbeit zur Förderung von kommunikativer Kompetenz bei allen Beteiligten. Die Erfahrungen mit dem „Praxisbüro Gesunde Schule" im Rhein-Neckar-Kreis und Heidelberg zeigen nicht nur, dass solche Setting-Schwerpunkte als Aufgabe im ÖGD denkbar sind: In Baden-Württemberg wurde im Oktober 2003 ein landesweites Netzwerk für gesundheitsfördernde Kindertageseinrichtungen und Schulen als Initiative des ÖGD gegründet. Unter dem schwäbischen Titel „g'sund & g'scheit" haben Fachstellen in rund zehn Gesundheitsämtern auf Landesebene, unterstützt vom Landesgesundheitsamt, damit begonnen, ihre Angebote für örtliche Einrichtungen zu qualifizieren und dafür einen landesweiten Austausch zu organisieren.

Die Spitzenverbände der Gesetzlichen Krankenversicherung (GKV) verabschiedeten im Juni 2000 einen (inzwischen mehrfach überarbeiteten) Handlungsleitfaden, der für die Umsetzung des neugefassten § 20 SGB V den Setting-Gedanken als Handlungsstrategie der Gesundheitsförderung ausdrücklich aufnimmt und namentlich für den Schulbereich einen ganzheitlich-prozessorientierten Ansatz propagiert. Damit scheint jener Paradigmenwechsel „von der Verhaltens- zur Verhältnisprävention" eine völlig neue, wirkungsmächtige Dynamik zu bekommen. Immerhin haben die GKV-Spitzenverbände im Jahr 2003 ein pool-finanziertes Programm ins Leben gerufen, das in drei Bundesländern (Niedersachsen, Rheinland-Pfalz und Sachsen-Anhalt) gesundheitsfördernde Schulen über mehrere Jahre begleiten und stärken soll – fachlich koordiniert durch die jeweiligen Landesvereinigungen für Gesundheit als Knotenstellen mit dem Zugang zu Schulen.

Auch das individuelle Förderprogramm der Techniker-Krankenkasse für Schulen, aufgelegt seit Herbst 2003, liest sich wie ein lehrbuchhaftes Szenario für das Konzept der Gesundheitsfördernden Schule: Entgegen früherer Gepflogenheiten werden keine Einzelprojekte mehr gefördert. Schulen müssen vielmehr glaubhaft nachweisen, dass sich die zu fördernden Aktivitäten in eine langfristig geplante Schulentwicklung einreihen, für die es vorhandene Beschlüsse aller Schulgremien, eine interne Steuerung sowie die sichergestellte Beteiligung der von den Maßnahmen Betroffenen gibt. Außerdem soll die Schule Kooperationsbeziehungen mit externen Partnern und Unterstützern vorweisen können. Hier erhält der Grundgedanke von Gesundheitsförderung, das Handeln in lebensweltbezogenen Settings auf mehreren Handlungsebenen und als langfristige Entwicklung anzulegen, vor allem von solchen Akteuren des Gesundheitswesens deutliche Unterstützung, die bislang der zielgruppenbezogenen Verhaltensprävention aus wohl verstandenem Partikularinteresse den Vorzug gegeben hatten.

Mit dem Handlungsleitfaden der Krankenkassen könnte auch für den ÖGD der Setting-Ansatz und damit die Gesundheitsförderung zusätzlich Akzeptanz gewinnen. Schon aus diesem Grund kann sich der ÖGD die Gelegenheit zur Initiative für entsprechende Allianzen auf lokaler wie auf Länderebene eigentlich nicht entgehen lassen. Zumindest dafür müsste sich ein gesundheitspolitischer Konsens vor Ort zeitnah erzielen lassen.

5.3.4 Lernende Organisation

Das vorgestellte komplexe Modell der Gesundheitsförderung als Leitdisziplin für das Leistungsspektrum Sozialer Arbeit im ÖGD bedarf einer Ergänzung: Es muss auch auf die eigene Institution und Struktur angewandt werden. Nur wenn es gelingt, im ÖGD eine interdisziplinäre Überzeugung durchzusetzen, die Gesundheitsförderung zu einem zumindest gleichrangigen strategischen Ansatz neben anderen für eine kommunale Gesundheitsverwaltung relevanten Diensten und Kontrollaufgaben erhebt, kann diese als bevölkerungsorientierte Kernaufgabe überleben, ohne immer wieder auf „klassische" Präventionsprojekte zurückgeschnitten zu werden.

Auf dem Papier stehen die Chancen im ersten Jahrzehnt des 21. Jahrhunderts nicht schlecht. Dazu noch ein Blick nach Baden-Württemberg: Dort haben sich die Gesundheitsämter 1998 ein landesweites Leitbild gegeben. Seine Ziele geben Hoffnung, denn sie haben die Ottawa-Charta verinnerlicht (Landesgesundheitsamt 1999):

„Der öffentliche Gesundheitsdienst versteht seine Arbeit im Rahmen einer gesundheitsfördernden Gesamtpolitik, die darauf zielt,

• die persönliche Kompetenz der Menschen und soziale Verantwortung für die Gesundheit zu entwickeln,
• gesundheitsbezogene Gemeinschaftsaktionen (z.B. Selbsthilfe, bürgerschaftliches Engagement) zu unterstützen,
• zur Neuorientierung von Institutionen (z.B. Schulen, Kindergärten, Krankenhäuser) nach den Prinzipien der Gesundheitsförderung beizutragen,
• die Entwicklung gesundheitsförderlicher Lebenswelten zu unterstützen."

Leitbilder sind zweifelsohne geduldig, sie spiegeln jedoch auch Einsichten in berufspolitische Notwendigkeiten und bieten zumindest die Chance für „*models of good practise*".

Exkurs: *Gesundheitsbezogene Gemeinwesenarbeit*

Der Setting-Ansatz beansprucht nicht, konzeptionelles Neuland in der kommunalen Gesundheitsarbeit betreten zu haben. Dies zeigt ein Blick auf die gesundheitsbezogene Gemeinwesenarbeit: Sie gründet im Kern auf der „dritten Methode der Sozialen Arbeit" – neben der Sozialen Einzelfallhilfe und der Sozialen Gruppenarbeit gilt Gemeinwesenarbeit traditionell als das komplexeste Arbeitsprinzip der Profession. Historisch kann sie zurückgeführt werden auf die Settlement-Arbeit im England des 19. Jahrhunderts, die mit der Industrialisierung und der zunehmenden Verarmung der Arbeiter auch in Deutschland an Bedeutung gewann. „Ausgangspunkte waren schon damals, dass neben Wohnungs- und Bildungswesen auch die Gesundheitsversorgung für diese Schichten absolut unzureichend war, und es galt, die Hilfebedürftigen durch Bildung, Organisation, Nachbarschaftsarbeit und Selbsthilfe aus materieller Not zu befreien" (Trojan in BZgA 1996, 35).

Gemeinwesenarbeit wurde in den 50er Jahren als neuer Ansatz auch in Deutschland aufgegriffen. Mit ihrer Grundorientierung an überschaubaren sozialräumlichen Interventionsgebieten, etwa dem städtischen „Quartier", an den Ressourcen von Betroffenen, die zu Beteiligten werden sollen, der Mobilisierung von Selbsthilfepotenzialen und der vernetzten bzw. vernetzenden Arbeit im Umfeld erweist sich das Arbeitsprinzip Gemeinwesenarbeit als nahezu identisch mit dem von der WHO formulierten Handlungskonzept der Gesundheitsförderung. „Hilfe zur Selbsthilfe" hieß es seit den 70er Jahren, als vor allem in den Großstädten (Hamburg, Berlin, Frankfurt a. M.) Projekte der Gemeinwesenarbeit in Problemstadtteilen, vor allem in Trabantensiedlungen (z. B. Märkisches Viertel Berlin) durchgeführt wurden. Weitere Anwendungsbereiche sind Obdachlosensiedlungen, Sanierungsgebiete und ähnliche soziale Brennpunkte, wie auch andere Felder der Sozialen Arbeit, etwa im Kontext der Jugend-, Drogen- oder auch Altenarbeit.

In gleichem Maße können Bereiche der Gesundheitsversorgung mit Methoden der Gemeinwesenarbeit aktiviert werden. Hier finden sich die Brücken zur Gesundheitsförderung. Trojan weist beispielsweise auf Projekte der Gemeindeorientierung im Rahmen der Deutschen Herz-Kreislauf-Präventionsstudie in den 80er Jahren hin, als mit Methoden der Gemeinwesenarbeit (Stadtteilanalyse, aktivierende

Bürgerbefragungen) Bedingungen geschaffen wurden, die etwa in Stadtteilen von Bremen und Mannheim für einige Jahre die Einrichtung von „Gesundheitstreffpunkten" erreichten (Trojan in BZgA 1996, 36). Vergleichbare Aktivitäten verbanden sich mit der Gesundheitsbewegung seit Ende der 70er Jahre, die etwa mit „Gesundheitsläden" in bundesdeutschen Städten vorübergehend eine quartiersnahe Alternative zum traditionellen Gesundheitssystem aufzeigen konnten (vergleichbare Erfahrungen im britischen Gesundheitssystem schildern Naidoo/Wills 2003).

Als Arbeitsfeld der Sozialen Arbeit hat sich Gemeinwesenarbeit in den vergangenen 20 Jahren eher rar gemacht, so dass der von Frankowiak/Wenzel 1989 noch ausgemachte Grundkonflikt, welchem Theorie- und Methodendiskurs die „neue Gesundheitsarbeit" denn zu unterwerfen sei, sich eher verflüchtigt hat. Gleichwohl lässt sich multidisziplinär und multisektoral beobachten, dass gemeinwesenbezogene Aktivitäten im Sinne der Methoden und Arbeitsprinzipien der Gemeinwesenarbeit in Bereiche etwa der Stadtplanung und der Gesundheitsförderung („Gesunde Städte", neuerdings auch „Soziale Stadt") eingeflossen und dort wirksam sind.

6 Ethische Aspekte

Wie in allen Arbeitsfeldern Sozialer Arbeit unterliegt auch im ÖGD die berufliche Tätigkeit ethischen Grundsätzen und moralischen Maßstäben, die das Alltagshandeln und die Qualität des personalen Einsatzes mitbestimmen. Das Menschenbild jedes Einzelnen prägt den Umgang mit den Mitmenschen, unabhängig davon, ob es reflektiert und bewusst umgesetzt wird oder nicht.

Für eine professionelle Aufgabenerfüllung auf dem Felde der Bevölkerungsgesundheit, also in erster Linie auch im Spannungsfeld unterschiedlicher Gesundheitschancen und -risiken, bedarf es einer Vergewisserung und regelmäßigen Verständigung über Aspekte der Menschenwürde und Menschenrechte, grundlegende Lebensbedürfnisse und Ressourcen zu ihrer Befriedigung sowie über Ziele und Zielerreichung „gelingenden Lebens" als Maß verwirklichter gesundheitlicher Potenziale in körperlicher, geistiger und soziokultureller Hinsicht.

Zwei Aspekte, die unter der Voraussetzung von Gesundheit als Arbeitsfeld von großer Bedeutung sind, werden im Folgenden beispielhaft behandelt. Sie spiegeln die Spannung von personenbezogener und strukturorientierter Dienstleistung – ein Grunddilemma bei der Gestaltung Sozialer Arbeit als Handlungsfeld im ÖGD.

6.1 Abschied vom Einzelfall?

Ein berufsethischer Konflikt wird durch die Entwicklung der professionellen Auftragslage im ÖGD vor allem für die Funktionsträger Sozialer Arbeit zu einem „strukturellen Ballast": der Wandel ihrer Berufsrolle. Dieser führt – systematisch gefordert etwa im Zuge der Verwaltungsreformdebatten in den 90er Jahren – weg von der persönlichen Beraterfunktion im Einzelfall hin zum gruppenbezogenen Management oder Koordinationsauftrag im Lebensumfeld individueller Schicksale bzw. in den Lebenswelten gesellschaftlicher Gruppen oder institutioneller „Schicksalsgemeinschaften". Der KGSt-Bericht von 1998 hatte

unzweideutig die Spur von „vorwiegend fallbezogen … zu gruppen-
und lebensraumbezogenen Leistungen" gewechselt (KGSt 1998, 7).

Mit unterschiedlichen Verzögerungsraten je nach Bundesland und
Region entfernt sich die Soziale Arbeit im ÖGD seit vielen Jahren von
der fürsorgerischen Funktion „zugehender" Arbeit. Während bis in die
80er Jahre vielerorts die so genannte bezirkliche Arbeit, also die le-
bensweisenbezogene Hilfe im Einzelfall, etwa für von Verwahrlosung
bedrohte Menschen im Dienstbezirk, noch zum „Kerngeschäft" Sozialer Arbeit des ÖGD zählte, hat sich – nicht zuletzt in Anbetracht stark
gesunkener Beschäftigungsquoten in diesem Bereich – der Auftrag in
Richtung koordinierende Arbeiten verlagert.

Was aus der Gesundheitsfürsorge vor rund 100 Jahren erwachsen
war und zum Teil bis zur Armenpflege des ausgehenden Mittelalters
zurückzuverfolgen ist, geht zunehmend in die Aufgaben des Allgemeinen Sozialen Dienstes (ASD) über oder fällt unter die Betreuung durch
freie Träger im Rahmen der sozialpsychiatrischen Versorgung.

Zugleich verändern sich mit dem Generationenwechsel beim Personal (die letzten Fürsorgerinnen aus den Zeiten vor der Akademisierung
der Sozialarbeit gehen derzeit in den Ruhestand) auch Menschenbild
und Interventionsebene. Das Berufsethos moderner Sozialer Arbeit
scheint weniger durch eine fürsorgliche Einfühlung in Einzelschicksale
als durch eine generalisierte Solidarität mit der „Betroffenheit durch
Benachteiligung" geprägt. Wer nicht mehr (oder nur noch im Ausnah-
mefall) dem verwahrlosten Ehepaar in Stadtrandlage beim Ausfüllen
eines Formulars für das Sozialamt hilft, um eine Zahnsanierung einzuleiten, sondern stattdessen etwa eine Arbeitsgruppe moderiert, die
einen Gesundheitswegweiser für Migranten erstellt, um deren Zugang
zum Gesundheitssystem zu sichern, muss nicht weniger, aber andere
Beziehungskompetenzen entwickeln.

Die Sozialarbeiterin im Gesundheitsamt, die neben anderen Aufgaben eine Schulsprechstunde anbietet und damit an der Schnittstelle zu
Jugendhilfe und Schulsozialarbeit operiert, kann im Falle eines den Unterricht verweigernden Schülers etwa die zuständige Schulärztin oder
hausinternen psychologischen Sachverstand mobilisieren und wird sich
möglicherweise mit *Case Management* um einvernehmliche Lösungen
des individuellen Problems bemühen.

Lautet das Stellenprofil im Gesundheitsamt jedoch „Gesundheitsförderung mit Schwerpunkt im ‚Setting Schule'" (Kap. 5), gegebenenfalls
noch durch den Auftrag der Koordinierungs- und Vernetzungsarbeit
mit lokalen Akteuren im Gesundheits- und Bildungsbereich ergänzt, so

wird sich die Sozialarbeiterin mit Elan auf die Begleitung von Multiplikatoren im Bereich Schule stürzen, Projekte anregen und beraten, die unter anderem auch schulinterne Instrumente zur Integration von störenden oder verstörten Schülern stärken und das Schulklima derart mitgestalten, dass Schulängste und Störungsmuster signifikant weniger vorkommen. Wenn demzufolge im ÖGD aus „vorwiegend unmittelbaren Dienstleistungen" zunehmend „Managementleistungen und Qualitätssicherung" werden, wie es in diesem Falle der KGSt-Bericht (KGSt 1998, 8) propagiert, dann muss dieser Wandel im Berufsverständnis Sozialer Arbeit Teil der professionellen Selbstvergewisserung werden.

Nicht nur in der Privatwirtschaft, sondern auch in Schulen und vergleichbaren Einrichtungen ist immer häufiger zu beobachten, dass sich Führung durch Nüchternheit, Pragmatismus und hohe Erwartungen an die Professionalität der Berufspartner auszeichnet, bei gleichzeitig sinkender Anteilnahme an der individuellen Befindlichkeit der Betroffenen. Vor diesem Hintergrund muss die Bedeutung von Empathie, von Einfühlung in Qualität und Form der zu erbringenden Leistung, vor allem auch für das Arbeitsfeld „öffentliche Gesundheit", bedacht und im Auftrag für Soziale Arbeit gegebenenfalls besonders „markiert" werden.

Die moralische Legitimation und Ausprägung beruflichen Handelns schließt einen ganzheitlichen Blick auf die Lebensbedürfnisse und Lebensäußerungen der zu erreichenden Personen(-gruppen) ein. Im Gegensatz zur fragmentierenden Sichtweise des „alten" medizinisch-naturwissenschaftlichen bzw. biomedizinischen Paradigmas, das den Menschen lange Zeit auf seine Störfelder reduziert und diese dann behandelt hat, soll insbesondere Soziale Arbeit für ein Menschenbild eintreten, das jedes Subjekt „als körperlich / leibliches, fühlendes, denkendes, handelndes, soziales und kulturelles Wesen" (Mühlum / Gödecker-Geenen 2003, 130) begreift. Nur mit dieser Haltung kann Soziale Arbeit Handlungspotenziale von Menschen stärken, ohne eine Dimension des von der WHO propagierten Verständnisses von Gesundheit zu vernachlässigen: die achtsame Förderung der Ressourcen für körperliches, geistiges und soziales Wohlbefinden.

Für die Ausprägung des Berufsverständnisses zwischen Einzelfall und „Lebensraum" gilt zu beachten, was beispielsweise Lotte Kaba-Schönstein (2002) im Ausbildungsbetrieb der Fachhochschulen beobachtet hat: Wer sich im Qualifizierungsprozess für Soziale Arbeit befindet und sich für den Schwerpunkt Gesundheitswesen entscheidet, bringt überdurchschnittlich häufig ein berufsethisches Grundverständnis mit, das auf die Arbeit für oder mit *einzelne(n) Menschen* ausgerichtet ist. Wenn dem aber eine Praxis im ÖGD gegenübersteht, die Leistungen der individuellen Hilfe und Beratung zurückfährt und eher Ressourcen bei koordinierenden und moderierenden Aufgaben, also Methoden gruppen- und strukturbezogener Vorgehensweisen erwartet, dann wäre künftig vermehrt ein (zumindest innerer) Konflikt programmiert, bei dem neben Misserfolg auch Zynismus und innere Kündigung drohen.

6.2   Der „psychosoziale Blockwart"

Gesundheit als gesellschaftlicher Konstitutionsbegriff enthält immer eine totalitäre Komponente. „Volksgesundheit" ist ein riskanter Begriff, da er nicht neutral, sondern unweigerlich interessengeleitet ist. Der deutsche Faschismus hat beunruhigend klar gezeigt, wie Gesundheit als Kernanliegen jedes Einzelnen zum Programm systematischer Aussonderung und Vernichtung, und damit zur Abschaffung ihrer Voraussetzung, führen kann (Kap. 7).

Es bleibt folglich Vorsicht geboten, wenn sich die „Philosophie" der Gesundheitsförderung zur Weltbeglückungsstrategie weitet und politische Gestaltungsmacht beansprucht. In Anbetracht sich verflüchtigender globaler Gesellschaftskonzepte in den letzten Jahrzehnten und ausgehend von der durchaus politischen Utopie, mit der umfassenden Förderung von Gesundheitspotenzialen zugleich auch soziale Gestaltungsressourcen zu stärken und Benachteiligung abzubauen, entfaltet das Gesundheitsmotiv zuweilen beinahe den Charme einer gesellschaftlichen Versöhnungsstrategie – dies ist eine Sackgasse.

Die Forderung nach *politischer* Ermächtigung als Resultat *fachpolitischer* Initiative – dies zeigt in der Sozialen Arbeit die strukturelle Randständigkeit der Gemeinwesenarbeit – erzeugt institutionelle und politische Widerstände, die es zu berücksichtigen gilt (Franzkowiak/Wenzel 1989, 125):

> „Förderung von Gesundheit, die deren politische Einforderung mitdenkt, steht quer zum Lenkungs- und Kontrollbedürfnis staatlicher wie nicht-staatlicher Einrichtungen. So umfassend praktiziert, wäre Gesundheitsförderung sperrig, verweigerte sich sowohl globaler Steuerung als auch professioneller Vereinnahmung."

Andererseits kann auch kein Zweifel daran bestehen, dass die Entwicklung gesunden Lebens nicht nach Belieben in das subjektive Ermessen gestellt werden kann. Der gesellschaftliche Ort, an dem diese beiden Erkenntnisse zusammenfließen und zugleich Handlungskompetenz erfordern, ist die Gemeinde, der lokale Lebensraum. Hier werden die immer wieder propagierten „gesundheitsförderlichen Lebensweisen" und „Lebenswelten" beweispflichtig. Hier entscheidet sich überdies, welche fachlich vertretbaren Konzepte tauglich sind, die hehren Ziele im Sinne von Partizipation und *Empowerment*, also unter den Vorzeichen von Bevölkerungsorientierung und -beteiligung zu verfolgen. Andernfalls gäbe es in der Tat Anlass zur Befürchtung, künftig sei nur noch ein „guter Bürger", wer sich auch als „gesunder Bürger" ausweisen könne (Franzkowiak / Wenzel 1989, 126):

„Psychologisierung und Pädagogisierung von Alltags- und Lebenswelten – oder andersherum: der Zugriff auf ‚profane' Lebensäußerungen und Lebensvollzüge mit dem Ziel ihrer expertengesteuerten Kontrolle – ist uns als Schreckgespenst an die Wand gemalt. Der psychosoziale Blockwart scheint keine Fiktion mehr zu sein, sondern zumindest unausgewiesenes Ziel von Professionalisierungsbestrebungen derjenigen, die den Menschen das vermeintliche Heil bringen wollen."

Vor allem im Zuständigkeitsbereich des ÖGD gilt für umfassende Konzepte wie das der Gesundheitsförderung – das per se nicht mit dem normativen und expertenzentrierten „Zaunpfahl" winkt, wie dies etwa für die klassische Gesundheitserziehung und viele Ansätze der Risikoprävention charakteristisch ist – die Erwartung, dass ihre professionellen Sachwalter (darunter die der Sozialen Arbeit) nicht der Versuchung unterliegen, den „heimlichen Lehrplan" einer bevormundenden Gesundheitspolitik zu verfolgen und im Verbund mit anderen Interessenvertretern gewissermaßen Regeln für gesundheitsgerechtes Verhalten aufstellen zu wollen. Was in klassischen Risikofeldern wie dem Tabakkonsum als Prävention noch überzeugen mag, dürfte bei der immer mehr „entgleisenden" Kulturtechnik des Essens danebengehen: Werbeverbote für Kartoffelchips oder „zuckerfreie Bahnhöfe" führen hier nicht weiter.

6.3   Chancengleichheit als Verpflichtung

Gesundheitschancen sind auch in den hoch entwickelten westlichen Gesellschaften ungleich verteilt. Der Zusammenhang von Armut und Gesundheit ist mittlerweile ebenso unstrittig wie der zwischen sozialer

Randständigkeit und gesundheitlichen Nachteilen (Mielck 2000). Die Akteure im Gesundheitswesen verfolgen, soweit sie vorrangig wirtschaftlichen Erfolg anstreben oder auf eine leistungsfähige Klientel setzen, Partikularinteressen, die das Gros der Benachteiligten, der Modernisierungsverlierer und Armen nicht „auf der Rechnung" haben.

Der ÖGD als kommunale Gesundheitsverwaltung hat den dezidierten Auftrag der Sicherung und Herstellung von gesundheitlicher Versorgung für die Gesamtbevölkerung. Er tritt allerdings nicht als Armenfürsorge in Erscheinung, die Subsidiarität als reine Überlebenssicherung für jene versteht, die durch sämtliche Raster gesellschaftlicher Daseinsfürsorge fallen. Das Spektrum seiner Aufgaben legt vielmehr vor allem der Sozialen Arbeit nahe, im Einvernehmen mit Erkenntnissen der Gesundheitsberichterstattung und kommunalpolitischen Prioritäten kompensatorische und partizipatorische Anstrengungen zu unternehmen, um gesundheitliche Benachteiligungen zu mindern und andere Akteure im Gesundheitswesen zur Mitwirkung am Abbau sozialer und gesundheitlicher Benachteiligung zu gewinnen.

Im 2003 neu gefassten § 20 SGB V heißt es unter der Überschrift „Prävention und Selbsthilfe" im Absatz 1:

> „Die Krankenkasse soll in der Satzung Leistungen zur primären Prävention vorsehen … Leistungen zur Primärprävention sollen den allgemeinen Gesundheitszustand verbessern und insbesondere *einen Beitrag zur Verminderung sozial bedingter Ungleichheit von Gesundheitschancen erbringen"*.

Auch die gesetzliche Krankenversicherung ist demzufolge aufgefordert, besonderes Augenmerk auf Programme und Versorgungsstrukturen zu legen, die benachteiligten Gruppen die Teilhabe an gesundheitlichen Leistungen erleichtern, sowie in den Lebensbedingungen dieser Bevölkerungsgruppen Zugänge zu gesundheitlichen Ressourcen zu schaffen.

Soziale Arbeit im ÖGD wird mit einem ausgeprägten moralischen Anspruch konfrontiert, für Chancen- und Rechtegleichheit im Zugang zu Gesundheitsressourcen einzutreten und diese in der unmittelbaren Hilfe wie in der Initiierung und Koordination von Angeboten vor Ort zu gewährleisten. Dieser Anspruch trifft allerdings auf widersprüchliche Realisierungsbedingungen: Zum einen kommt das Klientel des ÖGD aus allen gesellschaftlichen Schichten. Analog zum amtsärztlichen Dienst, der ebenso mit dem Frühpensionierungswunsch eines Oberfinanzdirektors befasst ist wie mit Begutachtungen zur Reisefähigkeit von zur Abschiebung vorgesehenen Asylbewerbern, haben die Fachkräfte der Sozialen Arbeit in der Gesundheitshilfe ebenfalls Ratsuchen-

de aus allen gesellschaftlichen Schichten zu betreuen. In der Gruppen-
prävention, etwa der sexualpädagogischen Arbeit mit Schulklassen im
Rahmen der AIDS-Prävention, werden ebenfalls nicht ausschließlich
Jugendliche aus Brennpunkt-Schulen versorgt.

Andererseits können Fachkräfte, die sich dem Ziel eines Abbaus
gesundheitlicher Chancenungleichheit verschrieben haben, bei primär-
präventiven Angeboten und in der Gesundheitsförderung in gewissem
Umfang steuern. Ohnehin sind längerfristig angelegte Interventionen
in Settings wie Kindergärten oder Schulen, aber auch Stadtteilen,
immer unter dem Gesichtspunkt zu prüfen, ob dort – ähnlich den meisten Angeboten auf dem Markt der Gesundheitsbildung – eine relativ
aufgeklärte mittelständische Klientel in der Optimierung von Gesundheitschancen noch weiter gestärkt oder tatsächlich benachteiligte Teile
der Bevölkerung erreicht werden.

Gezielte Gesundheitsförderung für Benachteiligte unterliegt immer
auch der Gefahr einer Stigmatisierung der Betroffenen. Was bei Obdachlosen kaum Probleme bereiten wird, da diese im Stadium offen-
sichtlicher Randständigkeit erreicht werden, kann bei der (auch nur
indirekten) Definition einer Schule als „Brennpunktschule" erhebliche
Widerstände auslösen. Auch aus diesem Grunde empfiehlt sich für
Soziale Arbeit im ÖGD, soweit dies Maßnahmen der lebensraumbezogenen Gesundheitsförderung betrifft, die Investition in Settings, möglichst über einen größeren Zeitraum und in Kooperation mit weiteren
Akteuren.

In Anbetracht einer sich weiter öffnenden „Schere" in den sozialen
Sicherungssystemen wird Soziale Arbeit im ÖGD verstärkt vor die
Entscheidung gestellt, die knappen professionellen Ressourcen dafür
einzusetzen, dass *Lebensbedingungen* und *Versorgungsstrukturen* möglichst vielen Menschen ein gesünderes Leben ermöglichen. Dies kann
allerdings bedeuten, Entscheidungen zum Mitteleinsatz immer wieder
auf sozialräumlich und institutionell wirksame Maßnahmen der Gesundheitsförderung zu richten – auch unter Vernachlässigung des Ein-
zelschicksals.

6.4   Anpassung und Widerstand

Soziale Arbeit im ÖGD bewegt sich im Spannungsfeld von fachlichen
wie ethischen Anforderungen unterschiedlicher Reichweite und Bezie-
hungstiefe, die sich in einem großen Spektrum von Handlungsaufträgen

bewähren müssen. Das erfordert einen sensiblen Umgang mit ethischen Maßstäben beruflichen Handelns.

- Was im Methoden-Repertoire Sozialer Arbeit als Einzelfallhilfe, soziale Gruppenarbeit oder Gemeinwesenarbeit noch einträchtig nebeneinander stehen mag, kann als Aufgabenwechsel bzw. Aufgabenbeschränkung im Stellenprofil zum (inneren) Widerstreit von Berufsauffassungen und Werthaltungen führen. Anspruch und Befriedigung erwachsen für den einen Menschen aus der gelingenden Unterstützung im Einzelfall, für den anderen aus der erfolgreichen Stiftung von Kooperationen zwischen lokalen Partnern zugunsten einer Gestaltung von gesundheitsförderlichen Lebens-, Lern- oder Arbeitsbedingungen. Wer sich für die als politisch wirksamer erkannte Strategie der Schaffung gesundheitsförderlicher Lebenswelten entschieden hat, muss möglicherweise damit umgehen, dass er schnell „zurückgepfiffen" und auf die individuelle Beratungsleistung fixiert wird. Beide Ebenen zugleich sind bei knappen Ressourcen kaum gleichgewichtig zu bewältigen, allerdings sollten Fachkräfte der Sozialen Arbeit auf beide vorbereitet sein.
- Das Engagement für sozial Benachteiligte ist auch in Prävention und Gesundheitsförderung zumeist der anstrengendere Weg; pflegeleichte Jugendliche und entspannte Erwachsene aus gutem Hause bieten allemal die schnelleren Erfolgserlebnisse. Wenn kommunale Gesundheitsziele fehlen, sind Fachkräfte Sozialer Arbeit darauf angewiesen, im Handlungskontext der eigenen Verwaltung eine Auftragsklärung vorzunehmen. Dabei dürften die eigene moralische Überzeugung und die der Entscheidungsebene nicht immer übereinstimmen. Um mit solchen Widersprüchen und denen des Tagesgeschäfts angemessen umgehen zu können, sollten Strukturen der kollegialen Beratung oder Supervision bereitgehalten und genutzt werden.
- Moderne Aufgabenstellungen in der Sozialen Arbeit sehen den selbstbewussten Umgang mit Strukturen und Partnerschaften im Gemeinwesen vor. Wer eine regionale Arbeitsgemeinschaft oder Gesundheitskonferenz moderiert und als Berater mit Institutionen aus dem gesamten Aufgabenspektrum regionaler Akteure zu tun hat, wird die Reichweite des eigenen Handelns im Auge behalten müssen. Hier droht die Instrumentalisierung durch Sachwalter von Partikularinteressen ebenso wie die unrealistische Einschätzung der Reichweite gesundheitsfördernder Strategien für die Bevölkerung (oder Gruppen). In der Regel wird bei Gesundheitsförderern aus Gründen ihrer kommunalpolitischen Randständigkeit wenig Anlass zu Überheblichkeit bestehen – aber auch Zynismus oder resignierte Anpassung abgewiesener Weltver-

besserer helfen nicht weiter. Wenn am Ende doch die alten Präventionsstrategien „Abschreckung und Co." als Gesundheitsförderung
verkauft werden, ist die Handlungsethik im ÖGD wieder da, wo sie
bereits war: in der Einbahnstraße vom Experten zum unwilligen Adressaten.

7 Die Geschichte des Öffentlichen Gesundheitsdienstes: Von Armenpflege bis New Public Health

Wer sich mit (selbst-)kritischem Blick im öffentlichen Gesundheitsdienst umschaut, macht die Beobachtung, dass offenbar zeitgleich ganz unterschiedliche, historisch gewachsene Sichtweisen und Berufsauffassungen, Aufgabenzuschnitte und Arbeitsteilungen, Nomenklaturen und „heimliche Lehrpläne" wirksam sind – und fortgeschrieben werden. Ob es um das Verhältnis von medizinischen und psychosozialen Auffassungen geht, um eine eher individualisierende beziehungsweise lebensweltbezogene Beratungsstrategie oder um die Gewichtung von „hoheitlichen" und „moderierenden" Tätigkeiten: Die Bandbreite der vorhandenen oder vorherrschenden Überzeugungen von Berufsaufgabe und öffentlicher Funktion ist groß. Dies trägt zu einem widersprüchlichen Image (und Selbstverständnis) des ÖGD bei – zwischen Tradition und Moderne.

Es erscheint hilfreich, mit einem historischen Blick auf lang- und mittelfristige Kontinuitätslinien sowie Wandlungsprozesse im Entstehungsprozess des ÖGD zur Klärung solcher (Un-)Gleichzeitigkeit beizutragen. Die charakteristische Spannung von hoheitlichen Funktionen des Gesundheitsamtes als kommunaler oder „unterer staatlicher Sonderbehörde" und einer fürsorglichen (Dienst-)Leistungsorientierung im Sinne eines bevölkerungsmedizinischen Auftrages prägt bis in die Gegenwart dessen innere wie äußere Wahrnehmung.

7.1 Ursprünge des Öffentlichen Gesundheitsdienstes

„Es sollte allerdings kein Armer unter euch sein; denn der Herr wird dich segnen in dem Lande, das dir der Herr, dein Gott, geben wird zum Erbe einzunehmen". Mit Hinweis auf die Verse im Fünften Buch Mose, Kap. 15,4 des Alten Testaments verbot die sächsische Kirchenverordnung von 1580 das Betteln. Zugleich sah sie hingegen eine selbstverständliche Unterstützung der Armen in der Gemeinde vor, vor allem gewährleistet durch Spenden und Kollekten. Was wir heute noch kennen als kirchliche Sammlungen für Projekte in den benachteiligten Re-

gionen der Welt, sicherte als Gabe in die „Gottes-" oder „Armenkästen"
das Überleben der sozial Benachteiligten am Ort (zur Vorgeschichte des
ÖGD Roscher 1906; Kühn 1994; Labisch 1990).

Die Armenpflege des Mittelalters war eine frühe Form des sozialen
Versorgungssystems und damit Keimzelle der modernen Einrichtungen
sozialer und gesundheitsbezogener Sicherung. Während zunächst fast
ausschließlich Kirchen und Klöster Verantwortung für die Armenfürsorge trugen, beteiligten sich zunehmend auch Gilden oder Zünfte daran.
Mit wachsender Bedeutung der städtischen Entwicklung und nach der
Reformation übernahmen die Städte selbst Aufgaben der Armenpflege.
Damit veränderte sich aber zugleich auch die Blickrichtung öffentlichen Handelns: Standen in der kirchlichen Armenfürsorge die *Gefähr-
deten* und deren Grundversorgung im Mittelpunkt der Bemühungen,
verfolgten die städtischen Bemühungen eher Ziele der öffentlichen Sicherheit und Ordnung. Es galt nun vermehrt, die *„Gefährdenden"* fern
zu halten: Bettler und Arbeitsunwillige.

So sah in der Stadt Bremen die erste weltliche „Armenordnung" im
Jahre 1627 vor, dass vier von der Kirchengemeinde gewählte ehrenamtliche Diakone als Träger der Armenpflege und vier hauptamtliche
„Armenvögte" aus der städtischen Bürgerschaft zusammenwirken sollten (Kühn 1994, 1): „Ziel der Armenordnung war es, ‚fremde' (nicht
in der Stadt beheimatete) Bettler fernzuhalten und ‚würdige' von ‚un-
würdigen' Armen auf der Basis der Arbeitsfähigkeit und -willigkeit zu
unterscheiden."

7.1.1 Medizinalaufsicht

War die Armenpflege des Mittelalters der sozialpolitische Vorläufer der
späteren Wohlfahrtspflege – und damit auch institutionelle Herkunft
der „Gesundheitspflege" im 20. Jahrhundert – so reichen die Ursprün-
ge der zweiten zentralen Aufgabenstellung von Gesundheitsämtern, der
staatlichen Medizinalaufsicht, mindestens ebenso weit zurück. So er-
ließ der Deutsche Kaiser Friedrich II. im Jahre 1232 von Sizilien aus
eine „Medizinalordnung" über die Ausbildung und Prüfung der Ärzte
und Apotheker. Das Regelwerk enthielt hygienische Vorschriften über
Nahrungsmittel, die Verwendung von Medikamenten und Giften sowie
eine Zusammenfassung der in mittelalterlichen Städten zu befolgenden
hygienischen Maßnahmen. Außerdem wurden die Ärzte angewiesen,
Armen kostenlos Rat zu erteilen.

Was die Medizinalordnungen für mittelalterliche Städte geregelt hatten, verfügten im Verlauf des 17. Jahrhunderts nun auch die Territorialstaaten, etwa Preußen: Am 12. November 1685 erschien ein Medizinaledikt, das die Einrichtung einer zentralen Gesundheitsbehörde verfügte: das „Collegium medicum". Seine Hauptaufgabe war die Medizinalaufsicht über die im Gesundheitswesen tätigen Personen (zu ihnen gehörten neben Ärzten, Apothekern oder Hebammen z.B. auch die Scharfrichter). Auch das gerichtsärztliche Gutachterwesen gehörte bis in die Gegenwart zu den Kernaufgaben. Damit nahm der absolutistische Staat zunächst nur indirekt Einfluss auf die Gesundheit der Bevölkerung.

Dies änderte sich mit der Einrichtung des „Collegium sanitatis", der staatlichen Gesundheitspolizei. Ihr oblag etwa seit Beginn des 18. Jahrhunderts die Überwachung der gesundheitlichen Verhältnisse. Das Collegium hatte über Maßnahmen zur Eindämmung der Pest oder zur Verhütung anderer ansteckender Krankheiten zu beraten. Nachdem sich die Überzeugung verbreitet hatte, dass im staatlichen Interesse eine ständige Überwachung des Krankheitsgeschehens erfolgen sollte, wurden neben den inzwischen in allen preußischen Provinzen eingerichteten Collegia medica auch flächendeckend Collegia sanitatis eingerichtet.

7.1.2 Das „duale System": Ordnungs- und Leistungsverwaltung

Labisch (1990, 29) weist zu Recht darauf hin, dass es damit in Preußen am Ende des 18. Jahrhunderts zwei Behörden im Gesundheitswesen gab, „deren Zuständigkeitsbereich sich überschnitt und zwischen denen es ständig zu Reibereien kam". Der Streit, ob Medizinal- und Sanitätsaufsicht in einer Behörde gebündelt werden sollten, ob man also „Ordnungs- und Leistungsverwaltung im Gesundheitswesen in einem Amt zusammenführen soll, reicht folglich bereits in die ersten Anfänge des staatlichen Gesundheitswesens zurück". Das Spannungsverhältnis zwischen hoheitlichen Aufgaben und bevölkerungsmedizinischem Engagement prägt noch in der Gegenwart einen Teil der Reformdebatte im ÖGD. Vor allem die widersprüchliche Entwicklungsdynamik der Gesundheitsförderung als „junge" Schwerpunktaufgabe eines modernen ÖGD zeigt einige Merkmale dieses „alten" Konfliktes.

In Preußen fand die Zusammenlegung tatsächlich statt. Ab 1799 gab es das Ober-Collegium medicum et sanitatis und später vergleichbare regionale Gremien. Als ausführende Organe des Medizinalwesens wurden Stadt- und Kreisphysici bestellt, zunächst bezahlt als kommunale oder ständische Beamte. Zu Beginn des 19. Jahrhunderts wurden die Physici als unmittelbare Staatsbeamte der jeweiligen Bezirksregierung unterstellt (Labisch 1990, 29): „Der Kreisphysikus erhielt nur ein geringes, nicht pensionsberechtigtes Gehalt und war auf den Erwerb aus ärztlicher Praxis angewiesen; seine Verpflichtung als Staatsbeamter beschränkte sich nur auf die Aufgaben der Staatsmedizin." Außerdem unterlagen die Ärzte der unmittelbaren Weisung durch die Landräte als oberster Kreismedizinalpolizei. Die überwiegend obrigkeitsstaatliche Funktion (Medizinalpolizei, Sanitätspolizei, gerichtliche Gutachterrolle) verband sich – vor allem in den eher ländlichen Regionen – mit einer eher konservativen Haltung der Mediziner. Labisch (1990, 30f) hat für den widersprüchlichen Charakter der ärztlichen Rolle in dieser Frühphase des Öffentlichen Gesundheitsdienstes eine plausible Begründung vorgelegt: Trotz ihrer wirtschaftlich eher prekären Lage als Staatsbedienstete war es für Mediziner offenkundig lohnend, die öffentliche Aufgabe zu übernehmen. Der ärztliche Beruf befand sich noch im Prozess seiner Professionalisierung. Medizinische Kompetenz und berufliche Zuständigkeit des Arztes waren nicht unumstritten, so konnte die öffentliche Reputation eines Kreisphysikus (später: Kreisarztes) mit staatlichem Auftrag durchaus zur Aufwertung der parallel betriebenen Privatpraxis beitragen.

Die obrigkeitsstaatliche Haltung der frühen ÖGD-Ärzte erfuhr im Laufe der Zeit von zwei Seiten Kritik: Zum einen waren es die eigenen, eher sozialmedizinisch bzw. sozialhygienisch orientierten Kollegen, die spätestens gegen Ende des 19. Jahrhunderts anstatt einer primär reaktiven und weisungsgebundenen Auffassung ihrer Aufgaben vermehrt eine aktive, die Lebensbedingungen der Bevölkerung ins Auge fassende kommunale Gesundheitspflege forderten. Ihrem veränderten Aufgabenbild eines „öffentlichen" Gesundheitsdienstes war die Entwicklung der Armenpflege und damit die unmittelbare Genese der Sozialen Arbeit im ÖGD vorausgegangen.

7.2 Die Geburt des Gesundheitsamtes

Die Vorläufer des modernen Gesundheitsamtes haben sich vor allem in den Städten entwickelt. Hier verdichteten sich die Widersprüche und Begleiterscheinungen der aufkommenden industriell-kapitalistischen

Entwicklung: Armut und soziales Elend, Freisetzung und früher Verschleiß von Arbeitskräften, Verschärfung von hygienischen Problemen und Gesundheitsrisiken, Suchtverhalten und soziale Desintegration.

In der Organisation der Armenpflege lässt sich am Beispiel Mannheims zeigen, welche gesellschaftlichen Gruppen und Entscheidungsträger zusammenwirken – absolutistische Staatsgewalt, Stadtverwaltung, Kirche sowie die hoheitlichen Sachwalter öffentlicher Gesundheit und Ordnung (Bauer 2002, 4):

> „1805 wurde die Leitung des Mannheimer Armen- und Gesundheitswesens der sogenannten Armen-Polizey-Commission übertragen. Diese setzte sich zusammen aus drei Deputierten des Großherzoglichen Hofratskollegiums für die Kurpfalz, den Pfarrern der drei großen Konfessionen in Mannheim (katholisch, lutherisch und protestantisch), dem Stadtphysikus und dem Polizey-Assessor. 1806/07 übertrugen der Badische Hofrat und der Mannheimer Gemeinderat der Kommission die Versorgung armer Kranker. Diese Nachfolgebehörde des ungeliebten Consilium Medicum nahm die Funktion eines kommunalen Gesundheitsamtes wahr."

Schmacke (1995, 10) bezeichnet bei der Charakterisierung der „Wurzeln des öffentlichen Gesundheitsdienstes" als zentrale Leitthemen des (absolutistischen) Staates „die Sorge um eine kriegs- und arbeitstaugliche Jugend sowie die Abwehr von Seuchen, die periodisch Zivilbevölkerung und Armeen zu dezimieren pflegten". Prekäre Lebensverhältnisse brachten also auf der einen Seite individuelle fürsorgerische Anstrengungen für diejenigen hervor, die aus dem System gesellschaftlicher Reproduktion fielen, sie forderten aber zunehmend auch dazu heraus, gesundheitliche und soziale Gefährdungen als strukturelle und bestandsbedrohende Krisensymptome der gesellschaftlichen Ordnung zu erkennen und zu entschärfen (Hünersdorf 2002, 230):

> „Man erkannte die mit der Industrialisierung einhergehenden problematischen Lebensverhältnisse als Ursache für Krankheiten. (...) Die schwache Konstitution der Bevölkerung erregte aber nicht nur Besorgnis hinsichtlich der Arbeitsfähigkeit in der Industrie und der Fähigkeit, Kinder zu gebären, sondern auch bezüglich der militärischen Tauglichkeit."

Im Deutschen Reich wurden unter Bismarck die bis heute wirksamen Grundlagen eines sozialstaatlichen Solidarsystems für die arbeitende Bevölkerung geschaffen, freilich als „Zuckerbrot zur Peitsche der Sozialistengesetze" (Deppe 1980, 85; Waller 1985, 65). Während der politischen Emanzipation der Arbeiterschaft drastische Schranken gesetzt werden sollten, verabschiedete der Reichstag – unter dem Einfluss des Wirtschaftsprofessors Lorenz von Stein (1815–1891), der als „Erfinder" des Begriffs Sozialstaat gilt – die von Kaiser Wilhelm I. Ende 1881 in einer „Kaiserlichen Botschaft" angekündigten Sozialversicherungsgesetze: 1883 die Krankenversicherung, 1884 die Unfallversicherung, und 1889 schließlich die Renten- und Invalidenversicherung. Rund 10 % der Bevölkerung waren zunächst krankenversichert und verfügten damit über einen Rechtsanspruch auf freie ärztliche Behandlung sowie freie Arznei- und Heilmittel. Auch Kranken- und Sterbegeld sowie eine Wöchnerinnenunterstützung für mindestens vier Wochen waren erstmals abgesichert. Die Versicherten hatten zwei Drittel der Kassenbeiträge zu zahlen.

Für die individuelle Armenpflege im Deutschen Reich spielte das so genannte „Elberfelder System" eine besondere Rolle. Im Jahre 1853 war es in der Stadt Elberfeld entwickelt und in der Folge von vielen deutschen Städten als Modell übernommen worden. Noch in den 20er Jahren des letzten Jahrhunderts hatte dieses System Vorbildcharakter für die sich entwickelnde Sozialverwaltung.

Im Zentrum des Hilfesystems standen ehrenamtliche Armenpfleger, die auf Vorschlag der Kirchen von der Stadtverordnetenversammlung gewählt wurden. Jeder Armenpfleger war für höchstens 10, in der Regel aber nur für drei bis vier Familien zuständig. Die für drei Jahre bestellten Armenpfleger waren im Hauptberuf überwiegend Handwerker oder auch Industrielle. Ihnen oblag die intensive Überprüfung der Lebensverhältnisse in den armen Familien ihres Quartiers (Kühn 1994, 6):

„Die Armenhilfe wurde beim Pfleger direkt beantragt, der Hausbesuche durchführte (mindestens einmal alle 14 Tage) und durch persönliche Kontrolle den Hilfebedarf genau feststellte. Die Unterstützung wurde formell nur für 14 Tage bewilligt …, um eine Gewöhnung an die Hilfen zu verhindern und den Pfleger zur regelmäßigen Kontrolle zu zwingen. Der Armenpfleger begründete seinen Hilfeantrag in der nächsten Bezirksversammlung, die alle Armenpfleger eines Bezirks und den Bezirksvorsteher umfasste. Die Bezirksversammlung entschied mit Mehrheitsbeschluss über die Hilfe."

Viele Hilfebedürftige kamen höchstens für vier Wochen in den Genuss der „Stütze", arbeitsfähige Familienväter wurden nur selten und für kurze Zeit unterstützt. Als kommunale Stelle wachte die Armenverwaltung über die bezirkliche Organisation, zuständig für Rechtsaufsicht, Kassen- und Rechnungswesen. Ihr gehörten neben dem Bürgermeister mit vier Stadtverordneten drei Vertreter der Kirchen sowie 15 Bürger an.

Als „modern" mutet im Elberfelder System die eigenständige und abschließende Entscheidungsbefugnis der Bezirksversammlung an: Die Beamten der Armenverwaltung konnten hier nicht eingreifen, entsprechend hatten Verantwortungsbewusstsein und Gewissenhaftigkeit der bestellten Armenpfleger große Bedeutung. Auch die Möglichkeit der Rückmeldung und Beratung in der Versammlung ist positiv zu sehen, da sie Elemente der Teamarbeit aufweist, die derzeit intensiv diskutiert werden (Kühn 1994, 6). Nicht überall wurde mit dem Modell auch die Selbstständigkeit der Armenpfleger übernommen. In manchen Städten hatten die Beschlüsse der Bezirksversammlungen nur empfehlenden Charakter für die Verwaltung, und teilweise wurden Vorschriften über die Höhe der Zuwendungen erlassen, die bereits an das System der Regelsätze in der Sozialhilfe erinnern.

7.2.1 Städtische Gesundheitsfürsorge

Im Zuge der Industrialisierung und Verstädterung wurde das quartiersbezogene Betreuungssystem zunehmend unpraktikabler und unübersichtlicher, etwa durch die erzwungene Mobilität der Arbeiter, die häufig mehrmals im Jahr den Arbeitsplatz wechseln mussten. Gegen Ende des 19. Jahrhunderts begann schließlich ein historischer Wandel in der Armenfürsorge: Mit wachsender Schwierigkeit, eine ausreichende Anzahl ehrenamtlicher Armenpfleger zu finden, stellte sich erstmals die Frage nach dem Einsatz von Frauen als ehrenamtliche Pflegerinnen. Diese Idee stieß zunächst auf Widerstand (Kühn 1994, 7): „Der Einsatz von Frauen wurde nicht nur als Konkurrenz empfunden, sondern sie gehörten oft auch einer anderen Schicht an (gehobenes Bürgertum)."

Im elsässischen Colmar etwa erlaubte die Armenordnung von 1892 erstmals die Ernennung von Armenpflegerinnen. Zwei Jahre später waren bereits 21 Frauen im Einsatz, an deren Durchsetzungsfähigkeit gegenüber männlichen Klienten anfangs Zweifel aufkamen. Diese Frage wurde allerdings bald überlagert von den wachsenden fachlichen Anforderungen an die Tätigkeit. Die in Anbetracht immer komplexerer Lebensbedingungen erforderlichen psychologischen, ökonomischen und rechtlichen Kenntnisse waren mit der ehrenamtlichen Tätigkeit kaum noch zu vereinbaren.

Immer mehr Städte schufen daher eine professionelle Struktur: Sie gingen dazu über, die ehrenamtlichen Armenpfleger durch Berufsbeamte zu beraten – und zu kontrollieren (Kühn 1994, 7): „Die rein ehrenamtliche Armenpflege mit der Basis des Quartiers wird aufgegeben, es beginnt eine Aufgliederung der Armenpflege in einen Innen- und Außendienst, eine organisatorische Regelung, die erst ab 1970 abgeschafft wird." Mit dem Innendienst wurde auch die Entscheidungsbefugnis verstärkt auf die Berufsbeamten verlagert. Hilfe Suchende hatten sich nun vor allem an die Zentralstelle zu wenden, die ihre Anliegen vorprüfte und erst dann an die Außendienstkräfte, zunehmend ausgebildete Frauen, weiterleitete. Das Elberfelder System verlor damit seinen ursprünglichen Charakter und die Epoche der Differenzierung in der öffentlichen Daseinsfürsorge, der Wohlfahrtspflege, hatte begonnen.

7.2.2 Sozialhygiene und Wohlfahrtspflege

Gesundheits-, Sozial- und Jugendpolitik erweisen sich zunehmend als Aufgaben mit eigenständigem Anforderungsprofil, sind jedoch institutionell noch nicht getrennt. In der Organisation der öffentlichen Dienstleistungen vollzieht sich in dieser Phase „ein Wechsel von der diffusen Allzuständigkeit der Armenpflege … hin zu einer Ausdifferenzierung des Fürsorgesystems und damit ein *Wechsel von einer ordnungspolitischen zu einer sozialpolitischen Gestaltung der Fürsorge*" (Hünersdorf 2002, 231).

Für das im Entstehen begriffene Berufsbild der Wohlfahrtspflegerin (später Sozialarbeiterin) bleibt die Orientierung an den Aufgaben der ehrenamtlichen Armenpfleger charakteristisch – weniger das Vorbild der administrativen Tätigkeit von Berufsarmenpflegern (Kühn 1994, 8). Hier mag einer der professionsgeschichtlichen Spannungsbögen angelegt sein, der auch gegenwärtig noch zwischen einer eher „fallorientierten" und einer eher „lebensweltorientierten" Auffassung in der Sozialen Arbeit zu erkennen ist.

Die „Epochen der Hygiene" gegen Ende des 19. Jahrhunderts kennzeichnen zugleich den Bedeutungsgewinn eines öffentlichen Gesundheitsdienstes (Schmacke 1995, 10):

„Bestimmend für das Selbstverständnis und das Ansehen des ÖGD wurde letztlich das Hygienethema, welches mit der modernen Bakteriologie eine wissenschaftliche Grundlage für das gesundheitsbezogene Verwaltungshandeln lieferte, konkreter: zu liefern schien. Der epochale Fortschritt der wissenschaftlichen Erforschung der Mikroorganismen verdeckte nämlich die Tatsache, dass der Rückgang der bedrohlichen Infektionskrankheiten und der maßgeblich dadurch ausgelöste Wandel im Krankheitenspektrum weniger mit den Mitteln der Medizin zu tun hatte und viel mit der Verbesserung der allgemeinen Lebensbedingungen."

Schmacke (1995, 11) schränkt allerdings das bekannte Theorem von McKeown (1979) ein und gibt – mit Szreter (1988) – zu bedenken, „dass die Kooperation von örtlicher Politik und einer präventiv-orientierten Public-Health-Bewegung in der zweiten Hälfte des 19. Jahrhunderts einen größeren Beitrag zur Verbesserung der globalen Lebensumstände geleistet hat als McKeown angenommen hatte". Mit dem erfolgreichen Blick ins Mikroskop und der Entdeckung krankheitsauslösender Bakterien, wie dem Tuberkelbazillus durch Robert Koch, verengt sich auch der Horizont sozialhygienischer Bemühungen.

Ohnehin wohnt diesen Bemühungen von Anfang an zugleich ein Element der „sauberen" Lebensführung inne, das sich an die Seite der sozialreformerischen Aktivitäten stellt und diese zum Teil durchdringt. Die notwendige Erziehung zur Reinlichkeit enthält auch eine moralisch-normative Komponente. Es lässt sich nicht von der Hand weisen, dass von dieser Doppeldeutigkeit „sauberen" Lebens Spuren bis zur Umdeutung der Sozial- zur Rassenhygiene reichen.

Die Aufgaben des Gesundheitsschutzes hatten in der zweiten Hälfte des 19. Jahrhunderts vor allem in den Städten massiv zugenommen und trieben die Entwicklung eines eigenständigen städtischen Gesundheitswesens an. Charakteristisch war aber auch hier die regionale Vielfalt und Uneinheitlichkeit der Einrichtungen und Organisationsformen (Labisch 1990, 31f). Zugleich wurde diese Entwicklung im letzten Quartal des 19. Jahrhunderts geprägt durch die Protagonisten einer neuen medizinischen Disziplin, der Sozialhygiene. Sie ist verbunden mit den Namen und Arbeiten etwa von Alfons Fischer, Alfred Grotjahn oder Adolf Gottstein.

Der sozialmedizinische Blick auf die Lebensbedingungen der Bevölkerung stellte eine Verbindung her zwischen der Medizin, im Besonderen der Hygiene, und den neuen Sozialwissenschaften. Er ermöglichte damit die Wahrnehmung sozialer Ungleichheit der Menschen hinsichtlich Krankheit und Tod, brachte alsbald die Forderung nach Chancengleichheit für Hilfe und Unterstützung im Bedarfsfall hervor, förderte jedoch auch erstmals eine kritische Diskussion darüber zu Tage, ob gesundheitsbezogene Hilfeleistungen auf biomedizinisch orientierte Erklärungs- und Handlungskonzepte reduziert werden konnten und durften. Labisch (1990, 65 mit Tennstedt) berichtet beispielsweise, wie beeindruckt einer der ersten Stadtärzte, Max Hodann, von der Arbeit Grotjahns war, der ihm „statistische Kurven als Schicksalslinien entziffert" hatte, die Lebensbedingungen von Menschen spiegelten und den kommunalen Ärzten die Aufgabe deutlich machten, „den Spielraum des Lebens, seine Chancen zu vergrößern".

Während demzufolge vor allem die Lage in den Städten einen sozialpolitischen Perspektivenwechsel von der Armenfürsorge (als Überlebenssicherung) zur Wohlfahrtspflege (als Reproduktionssicherung) erforderte, wurde im medizinisch geprägten Gesundheitsbereich auch den sozialen Aspekten des menschlichen Zusammenlebens mehr Bedeutung beigemessen. Die sozialmedizinischen Impulse konterkarierten auf diese Weise den gleichzeitig wirksamen Trend zu einer „Entpersonifizierung" gesundheitlicher Belange durch den naturwissenschaftlichen Fortschritt in der Medizin. Die Erkenntnisse ärztlicher Heilkunst gestatteten eine immer gezieltere Intervention in das entschlüsselte pathologische System, ohne dem subjektiven Befinden des Einzelnen größere Aufmerksamkeit schenken zu müssen (Brieskorn-Zinke et al. 1997, 32)

Hatte die staatliche Gesundheitsaufsicht bislang erst bei einer großflächigen Bedrohung durch Seuchen eingesetzt, standen die kommunalen Behörden nun einem dramatisch veränderten Problem-Szenario gegenüber (Labisch 1990, 33):

„Auf der Ebene der Städte kamen zu den Problemen der Wohnung und Ernährung die Probleme der Wasserver- und -entsorgung, der Abfallbeseitigung, der Versorgung der Kranken, der Gebärenden, der Säuglinge und Kleinkinder etc. hinzu. Mit diesen unabweisbaren, weil schlichtweg lebensnotwendigen Bedürfnissen der Arbeiter mischten sich gänzlich unterschiedliche Interessen des Bürgertums allgemein und der Besitzer von Produktionsmitteln im besonderen: Während die Kapitaleigner im Zusammenhang mit der technischen Entwicklung erkannten, dass nur eine beständige und geschulte Arbeiterschaft gewinnbringend arbeitete, ergab sich für die Stadtverwaltung das Problem der öffentlichen Ordnung und Sicherheit, das letztlich nicht autoritativ, sondern durch eine verdeckte soziale Kontrolle zu bewältigen war."

Auf diese Weise entstand um die Jahrhundertwende eine kommunal organisierte Gesundheitsfürsorge, die sich aus mehreren Quellen speiste: Neben den obrigkeitsstaatlich orientierten Kreisärzten, die als höhere Verwaltungsbeamte Berater der Ortspolizeibehörde und der Landräte waren, gab es engagierte, an den Erkenntnissen zur Sozial-

hygiene orientierte Mediziner. Sie waren vor allem als „Kommunalärzte" in der Gesundheitspflege tätig und damit „eher der städtischen
Wohlfahrtspflege benachbart als der staatlichen Polizei" (Kühn 1994,
11). Die erste Stadtarztstelle wurde im Jahre 1873 in Stuttgart geschaffen.
    Labisch (1990, 34) hat darauf aufmerksam gemacht, dass die Stadt-
ärzte „zunächst oft dem liberalen Bürgertum, nach dem Ersten Weltkrieg auch oft sozialistischen politischen Kreisen an(gehörten) – ein
großer Teil der Stadtärzte war überdies jüdischer Herkunft". Stadtärzte
und staatliche Kreismediziner trennten folglich auch soziale und reli-
giöse Herkunft. Kommunale Ärzte waren offenbar als Vertreter politischer oder religiöser Minderheiten in erster Linie für Minderheiten
tätig. An der Schwelle zum 20. Jahrhundert etablierten sich als Teil
der Wohlfahrtspflege verschiedene Betreuungsstellen: Säuglingsfürsorge, Schwangerenfürsorge, Tuberkulosenfürsorge sowie weitere Betreuungsstellen, etwa für Behinderte und psychisch Kranke, sowie die
Schulgesundheitsfürsorge (Quellen in Kühn 1994, 11).
    Das Ausbildungsniveau von Ärzten wie Hilfskräften war nicht ein-
heitlich. Immer häufiger wurden hingegen junge Frauen aus dem Bürgertum als Pflegerinnen bzw. Fürsorgerinnen beschäftigt, wie etwa in
Berlin im Jahre 1902 die erste hauptamtliche Fürsorgeschwester in der
Tuberkulosenfürsorge. Arzt und Fürsorgeschwester arbeiteten eng zusammen: In der Säuglingsfürsorge hatte beispielsweise die so genannte
„Recherche-Schwester" die Aufgabe, die Familien in ihren Wohnungen
aufzusuchen, Wohnsituation und soziale Lage zu inspizieren sowie die
Durchführung der ärztlichen Anweisungen zu kontrollieren. Die Re-
cherche-Schwestern waren in zunehmendem Maße geschulte Kräfte.
Dieses Anliegen wurde vor allem von der bürgerlichen Frauenbewe-
gung vorgebracht und schließlich realisiert (Reinicke 1990, 16): „Alice
Salomon, die Begründerin und Theoretikerin des sozialen Frauenbe-
rufs, vertrat, bezogen auf die Ausbildung der Sozialarbeiterinnen die
Auffassung, diese sei nur auf ‚sozialwissenschaftlicher Grundlage'
unter Einbeziehung der Praxis zu leisten."
    Die Umsetzung wurde bereits 1899 mit den ersten Jahreskursen der
Mädchen- und Frauengruppen für soziale Hilfsarbeit eingeleitet und
bewusst als ganzheitliche Ausbildung verstanden, ohne Spezialisierung
für bestimmte Fachgebiete (Reinicke 1990, 16): „Die Aufgaben einer
gesundheitlichen Beratung und Betreuung waren in den Sozialen Frauenschulen (1908), den heutigen Fachhochschulen, aber auch in den Vor-
gängereinrichtungen ein wichtiges Thema für alle Schülerinnen, egal in

welchem Arbeitsbereich sie später tätig waren. Hygiene, Sozialhygiene waren beispielsweise im Unterrichtsplan fest verankert."

7.3   Das Erbe der NS-Gesundheitspolitik

Auch wenn in sozialpolitisch engagierten und präventionsorientierten Rückblicken häufig vom „Siegeszug der Sozialhygiene" zu Beginn des 20. Jahrhunderts die Rede ist, muss zur Erklärung jener bis heute widersprüchlichen Profilierung des ÖGD und seines bevölkerungsmedizinischen Auftrages auch der „doppelte Boden" dieser Entwicklung aufgezeigt werden:

Zum einen entbrannte um die Jahrhundertwende, etwa in Anbetracht der Verbreitung der Tuberkulose, „ein erbitterter Disput über Krankheitsursachen und Präventionsstrategien" (Brieskorn-Zinke et al. 1997, 37). Robert Koch und sein Schüler Emil von Behring traten beispielsweise vehement für eine vorrangige Seuchenbekämpfungstechnik (Desinfektion, Immunisierung, Individualtherapie) ein. Sozialhygieniker wie Alfred Grotjahn bestanden vor allem auf sozialen, lebensweltbezogenen Maßnahmen zur Eindämmung der Krankheit. Grotjahn kritisierte die „an Schaumschlägerei grenzende Propaganda" für Anstaltskuren, konnte jedoch nicht den wachsenden Biologismus (so Brieskorn-Zinke et al. 1997, 38) aufhalten, der Anfang des 20. Jahrhunderts das Konzept einer „Konstitutionshygiene" hervorbringt, der auch Grotjahn selbst das Wort redete.

Dies ist der zweite Zwiespalt in der historischen Ableitung von Entwicklungslinien des ÖGD (Labisch 1992, 148; bei Brieskorn-Zinke et al. 1997, 38):

„Mit der Konstitutionshygiene war die Frage der Vererbung von starken bzw. schwachen Veranlagungen aufgeworfen. Damit wurde das Problem der Fortpflanzung und des Einflusses medizinischer und hygienischer Krankheitsabwehr auf die natürliche Auslese gestellt. So weiteten sich die Gesundheitswissenschaften von den Menschen, die zu einer gegebenen Zeit in ihrer Umwelt und in ihren sozialen Beziehungen lebten, über das Keimgut auf die zukünftigen Menschen aus."

Eugenische Denkmuster erhielten demzufolge Raum im Kontext sozialhygienischer Vorüberlegungen. Auf diese Weise entwickelten sich spätestens in den 20er Jahren des vorigen Jahrhunderts die Grundlagen der nationalsozialistischen Erb- und Rassepolitik. Alfred Grotjahn etwa empfahl für Astheniker (hoch aufgeschossene Menschen mit schmalem Körperbau) eine eugenische Beratung durch den Arzt, da dieser Menschentyp als besonders anfällig für Tuberkulose galt. Wenige Jahre später, berichten Brieskorn-Zinke et al. (1997, 38), ließ der Parteibeauftragte Bartels auf dem Eisenacher Tuberkulose-Kongress von 1934 die Forderung verlauten, alle Astheniker seien zu sterilisieren. Im Rückblick hat auch Schmacke (1995, 15) diesen Widerspruch umrissen:

„Die auf fortschrittliche Traditionen in der Weimarer Republik pochende politische Linke musste in der Bundesrepublik im Rahmen der Aufarbeitung des NS-Geschichte erfahren, dass auch ein ‚Säulenheiliger' wie Alfred Grotjahn wegen seiner gedanklichen Anleihen bei der Rassenhygiene nicht für eine ungebrochene historische Kontinuität garantieren konnte."

Ebenfalls im Jahre 1934, am 3. Juli, wurde das Gesetz zur Vereinheitlichung des Gesundheitswesens verabschiedet, das gemeinsam mit drei nachfolgenden Verordnungen die flächendeckende Einrichtung staatlicher – und damit die Abschaffung der kommunalen – Gesundheitsämter verfügte, deren „vornehmste" Aufgabe die Umsetzung der menschenverachtenden Erb- und Rassepolitik war, mit völkischer Selektion und Massensterilisation, mit den „hygienischen" Bildern eines „gesunden Volkskörpers" und einer herangezüchteten „Herrenrasse". Auch zur gesetzlichen Grundlage dieser mörderischen NS-Gesundheitspolitik merkt Labisch (1990, 39) an, dass diese kaum über ihre Vorläufer hinausging:

„Durch eine breite und allgemeine Diskussion war der Boden in der Weimarer Zeit bereits vorbereitet; die Nationalsozialisten deuteten die entsprechenden Inhalte in ihren Gesetzen völlig einseitig im Sinne ihrer Ideologie um, stießen aber, da die Begriffe und Ziele bekannt waren (!), etwa beim Bürgertum zunächst auf keinerlei Widerstand".

Die Verstaatlichung des heterogenen öffentlichen Gesundheitswesens seit 1934, die nicht vollständig durchgesetzt wurde (Labisch 1990, 78), konnte den strukturellen Konflikt zwischen zentralem Gesundheitsschutz und dezentraler Gesundheitspflege auch nicht lösen: Ab 1935 „übernahmen die Gesundheitsorganisationen der NSDAP, zentriert um das vom Reich bis in die Kreise gegliederte Amt für Volksgesundheit und die angeschlossenen volksgesundheitlichen Abteilungen der Deutschen Arbeitsfront und der NS-Volkswohlfahrt, nach und nach die Gesundheitsfürsorge" (Labisch 1990, 106). Aus dem Gegensatz von Staat und Kommune im ÖGD wurde nun der Gegensatz von Staat und Partei, nach deren Willen Hausärzte zu „Gesundheitsblockwarten" mutieren sollten.

Nach 1945 wurde das Gesetz zur Vereinheitlichung des Gesundheitswesens (GVG) weder von den Besatzungsmächten noch von einer Länderkommission nach Gründung der Bundesrepublik grundsätzlich angefochten. Umgekehrt hat ein Urteil des Bundesgerichtshofs vom 7.2.1957 (III ZR 160/55) „das Ziel des Gesetzes, die Sicherung der Gesundheit des Volkes, bestätigt" (Labisch 1990, 106).

7.4   Die Spur der Sozialen Arbeit

Wir hatten – mit Hünersdorf (2002) – den „Wechsel von einer ordnungspolitischen zu einer sozialpolitischen Gestaltung der Fürsorge" zu Beginn des 20. Jahrhunderts festgestellt und diesen mit der Einrichtung spezialisierter Fürsorgestellen im Rahmen einer vor allem städtischen Wohlfahrtspflege charakterisiert.

7.4.1 Vor 1945: Sozialarbeit als Frauensache

Der Erste Weltkrieg hatte erhebliche Auswirkungen auf die Entwicklung Sozialer Arbeit, so auch auf die zunehmend prägende Rolle von Frauen in Theorie und Praxis Sozialer Arbeit. Wenn Kühn (1994, 15) in diesem Zusammenhang von drei Mobilmachungen spricht, meint er neben denen des Heeres und der Wirtschaft die „sozialkaritative Mobilmachung". Mobil waren vor allem die Frauen, die in der „Kriegsfürsorge" eine wichtige Rolle in der Ermittlung und Beratung zur Unterstützung Bedürftiger – ebenfalls weitgehend Frauen – einnahmen. Wiederum waren diesen Frauen männliche Berufsbeamten in den Stadtverwaltungen vorgesetzt, obgleich sie besser ausgebildet waren (Kühn 1994, 16).

Als „Fabrikpflegerinnen" übernahmen die bürgerlichen Frauen die Betreuung ihrer proletarischen Geschlechtsgenossinnen, die in der kriegsentscheidenden Industrie die Granaten fertigten. In diese Zeit fällt folgerichtig die Gründung einer Reihe von Ausbildungseinrichtungen, den sozialen Frauenschulen, von denen es 1919 bereits 26 in unterschiedlicher Trägerschaft gab. Bereits 1916/17 hatten die Leiterinnen bestehender Frauenschulen vor Neugründungen gewarnt: Sie fürchteten, in Friedenszeiten könnten nicht alle der neu ausgebildeten Sozialbeamtinnen eine Stelle finden (Kühn 1994, 17).

Im Jahre 1918 entwarf Marie Baum erstmals das Schema eines Wohlfahrtsamtes, das die fachlichen Erfahrungen aus Kriegs- und Vorkriegszeit verarbeiten sollte. Noch spielten Elemente der Ehrenamtlichkeit, angelehnt etwa an das Elberfelder Modell, eine größere Rolle, doch zugleich enthielt ihr Modell viele Elemente des heutigen Sozialen Dienstes (Kühn 1994, 18f). Dezentralisiert in Fürsorgebezirken sollten unter anderem Leistungen der Gesundheitsfürsorge von den ausgebildeten Fachkräften der Sozialen Arbeit erbracht werden.

Die Weimarer Republik gilt als jene Epoche, in der die meisten sozialpolitischen und -administrativen Weichenstellungen für die Soziale Arbeit auch der Gegenwart vorgenommen wurden. Die sozialpolitischen und ökonomischen Herausforderungen der Nachkriegszeit, eine labile Demokratie und krisenhafte Zuspitzungen (Inflation und Hungersnot 1923) beförderten neben der weiträumigen Einrichtung von Wohlfahrtsämtern (deren erste Gründungen bereits vor dem Ersten Weltkrieg erfolgt waren)

- die Professionalisierung der Sozialen Arbeit,
- die Organisationsentwicklung des Wohlfahrtssystems mit der Geburt des Jugendamtes, des Fürsorgeamtes (heute Sozialamt) und des Gesundheitsamtes sowie
- die Verrechtlichung von Jugend- und Sozialhilfe, u. a. im Reichsjugendwohlfahrtsgesetz 1922 oder der Verordnung über die Fürsorgepflicht 1924.

Der schlechte allgemeine Gesundheitszustand nach dem Ersten Weltkrieg zog in zunehmendem Maße Forderungen nach einem Ausbau der öffentlichen Gesundheitsfürsorge nach sich. Deren kommunale Ausprägung beruhte auf fachpolitischen Entscheidungen in den großen Städten, unterstützt von den Sozialdemokraten. Es fehlte allerdings eine allgemeine rechtliche Grundlage – die hatte lediglich die staatliche Gesundheitsaufsicht mit dem preußischen Kreisarztgesetz von 1899.

„Der Kreisarzt bezog seine Arbeit hauptsächlich auf technische Maßnahmen und zwangsmäßige Durchführung durch die Gesundheitspolizei (eingreifend-kontrollierende Tätigkeit), die Kommunalärzte bedienten sich eher der in der Wohlfahrtspflege entwickelten Methode der individuellen Beratung und Betreuung von Klienten. Von daher wurde für Großstädte von Wissenschaftlern eine Trennung befürwortet" (Kühn 1994, 30). Bemerkenswert an dieser Forderung ist die Tatsache, dass sich Badura mehr als 60 Jahre später abermals dafür einsetzt, der „öffentliche Gesundheitsdienst müsste *von seinen hoheitlichen Funktionen befreit* werden und dafür regelmäßig einen Gesundheitsbericht erstellen, Prioritäten für Gesundheitsförderung setzen, Maßnahmen entwickeln und durchführen" (Blättner 1994, 57 mit Bezug auf Badura 1990, 55ff).

Es bleibt folglich bei einer Polarisierung der fachpolitischen Interessen (die im Übrigen 1947/48 zwischen Amtsärzten auf der einen und dem Deutschen Städtetag auf der anderen Seite unverändert vorzufinden sind; Kühn 1994, 30):

„Der Deutsche Gemeindetag setzte sich daher für die Kommunalisierung der Kreisarzttätigkeit ein, die staatlichen Kreisärzte kämpften dagegen für eine Stärkung des staatlichen Einflusses durch Schaffung eines Einheitsmedizinalbeamten in Gestalt des Amtsarztes als Leiter eines staatlichen, verwaltungsrechtlich selbständigen Gesundheitsamtes."

So gab es in Preußen im Jahre 1934 in 474 Kreisen und kreisfreien Städten 397 Kreisärzte, „überwiegend Ein-Mann-Betriebe mit kärglicher Ausstattung" (Labisch 1990), sowie in rund 80 Städten kommunale Gesundheitsämter, zum einen als selbstständige kommunale Ämter, zum anderen als Abteilung des Wohlfahrtsamtes – dann oftmals mit Schwerpunkt in der Gesundheitsfürsorge. Entsprechend riss der „Ruf nach einer Vereinheitlichung von Ämtern und Laufbahnen" (Kühn 1994) nicht ab. Die Nationalsozialisten nahmen sich schließlich dieser Forderung auf ihre Weise an und ersetzten die professionelle Gesundheitsfürsorge durch eine „parteiliche Fürsorge" im wörtlichen Sinne.

Es erscheint plausibel, dass die Rolle der Sozialen Arbeit im Rahmen der Gesundheitsfürsorge durch die vorherrschenden Einflüsse auf die institutionellen Strukturen stark geprägt wurde. Historisch lässt sich als Folgerung aus der vorgestellten Entwicklung die These vertreten, dass letztlich erst die kommunalen Gesundheitsämter (in den Städten) systematische Entwicklungschancen für eine Soziale Arbeit (und eine entsprechend selbstkritische Medizin) geboten haben, die den fortschrittlichen Impuls der Sozialhygiene aufnahmen und im öffentlichen Gesundheitsdienst Akzente einer lebensweltlich orientierten, sozialpolitisch sensiblen und gegenüber der biomedizinischen Dominanz selbstbewussten Professionalität zu setzen vermochten.

7.4.2 Nach 1945: Funktionsverlust und föderale Vielfalt

Nach dem Zweiten Weltkrieg wurden, beginnend in Nordrhein-Westfalen mit einem Gesetz vom April 1948, die Gesundheitsämter in
Berlin, Bremen, Hamburg, Hessen, Schleswig-Holstein und zum Teil
in Niedersachsen kommunalisiert. Dagegen blieben in Bayern, Baden-
Württemberg, Rheinland-Pfalz und im Saarland die Gesundheitsämter
noch auf lange Sicht „untere staatliche Sonderbehörden" – die letzten
Kommunalisierungsschritte sollten erst rund um die Jahrtausendwende
erfolgen.

Rolle und Status des ÖGD nach 1945 werden in der Rückschau vor
allem mit einem Begriff umschrieben: Funktionsverlust (Schmacke
1995, 13):

„Der nicht ernsthaft entnazifizierte ÖGD ... formulierte keinerlei Bedarf an
einer Neuorientierung und fühlte sich durch die Indienstnahme in Sachen
Bekämpfung der Geschlechtskrankheiten und anderer in den Nachkriegs-
jahren häufig zu verzeichnender Infektionskrankheiten darin bestätigt, auf
dem richtigen Weg zu sein. Das Gesamtthema Gesundheit wurde rasch
fast ausschließlich von den Kassenärzten und Krankenhäusern besetzt. Die
durch die NS-Zeit ebenfalls getroffene gesetzliche Krankenversicherung
war nicht in der Lage, der medizinzentrierten Betrachtung von Gesundheit
und Krankheit ein eigenes Konzept entgegenzusetzen. Und die rechtliche
Verfassung von Bund und Ländern mit der Zersplitterung von Kompetenzen und Leistungsträgern tat ein übriges, den Aufbau eines an Prioritäten
orientierten Gesundheitswesens und eines eigenständigen Präventions-
schwerpunktes zu verhindern."

Die Neuorientierung des ÖGD fand folglich nicht statt und seine Rolle
im Nationalsozialismus wurde nicht problematisiert. Stellung und
Rolle der Amtsärzte gegenüber den niedergelassenen Medizinern wurden Schritt für Schritt preisgegeben: Immer mehr Aufgaben des ÖGD
fielen an die niedergelassene Ärzteschaft – entsprechend verschoben
sich auch die Einkommensverhältnisse. Der ÖGD wurde als Arbeitsplatz unattraktiver und Nachwuchsprobleme stellten sich ein, zunächst
bei den Amtsärzten (die etwa auch gutachterliche Aufgaben an neue,
spezialisierte Einrichtungen abgeben mussten), in der Folge aber ebenso beim Personal für die gesundheitsfürsorgerischen Aufgaben: Auch
sie wurden abgebaut zugunsten von „Aufgaben der Verwaltung und
der Sicherung der öffentlichen Ordnung" (Kühn 1994, 72). Vor allem
die Schulgesundheitspflege blieb erhalten. Schmacke (1995, 14) kom-

mentierte diese Entwicklung mit den Worten: „Man könnte überspitzt formulieren, dass der ÖGD der Nachkriegszeit dem sozialpolitischen Diktat der Subsidiarität gar nicht unterworfen werden musste, dass er sich vielmehr trotz manch klagsamer Äußerungen dem Trend der neuen Zeit fügte."

Die Rolle von Fachkräften der Sozialen Arbeit im ÖGD (1959 wurde die Berufsbezeichnung „Wohlfahrtspfleger / in" in Nordrhein-Westfalen zur „Sozialarbeiter / in" umgewandelt) war in der Nachkriegszeit am ehesten als „fürsorgerische Hilfskraft" zu charakterisieren (Kühn 1004, 72):

„Anfang der 50er Jahre gehörte die Mehrzahl der weiblichen Fürsorgekräfte noch zum Gesundheitsamt … Das GVG von 1934 blieb mit wenigen Änderungen in Kraft und die Gesundheitspflegerinnen hatten noch die bekannten Hilfstätigkeiten auszuführen, wie Lehrbücher der 50er Jahre beweisen. So führte Federhen (1952) als Aufgabe der Gesundheitspflegerinnen aus: ‚Hausbesuche, Hilfe in den Beratungsstunden und eigene Beratung, evtl. auch Büroarbeiten'. Auch die Amtsärzte plädierten trotz aufkommender Kritik für die Beibehaltung des alten Zustandes. (…) Bis Ende der 70er Jahre lassen sich kritische Stimmen zur schon beschriebenen Aufgabenstellung der SozialarbeiterInnen als Schreib- und Bürokräfte des Amtsarztes vernehmen."

Als Konsequenz daraus mieden die Nachwuchskräfte den Arbeitsplatz im ÖGD, schafften mit Hilfe von Fortbildung den Umstieg in andere Bereiche der Sozialen Arbeit – sodass vor allem die meist älteren Fürsorgerinnen blieben. Eine „personelle Verödung" und der Niedergang der Gesundheitsfürsorge als Aufgabengebiet des ÖGD, gemessen an der sinkenden Zahl von Sozialarbeiterinnen in Relation zur Bevölkerungszahl, waren die Folgen dieser Entwicklung. Dieser Trend verstärkte sich in den 60er Jahren und hielt bis Anfang der 80er Jahre an (Kühn 1994, 73).

Selbstkritisch hat dazu Schmacke (1995, 14) zu diesem Zeitpunkt Leiter der Akademie für öffentliches Gesundheitswesen in Düsseldorf, angemerkt:

„Die aus der Fürsorge entwickelte und von der nordamerikanischen Bewegung stark beeinflusste moderne Sozialarbeit erschien den Amtsärzten als Konkurrenz und Bedrohung, jedenfalls verstanden sie es nicht, in der Integration der Sozialpädagogik eine Chance zu einem ganzheitlichen psychosozialen Beratungs- und Betreuungsansatz für den ÖGD zu sehen."

Die strukturellen Entwicklungen des ÖGD im Kontext der vergangenen
30 Jahre und der langsame Wandel der Berufskultur mit Schnittmengen
zu neueren sozialmedizinischen und sozialwissenschaftlichen Erkenntnissen sowie der gesundheitspolitische Paradigmenwechsel wurden in
Kap. 2 für den ÖGD und Kap. 3 für das Berufsbild Sozialer Arbeit
entwickelt.

In der Gesamtheit des öffentlichen Gesundheitswesens konnte sich
der ÖGD in Deutschland bis in die Gegenwart nicht von den Verwerfungen seiner „dualistischen" Herkunft, der Unterwerfung unter ein
menschenverachtendes Konzept von „Volksgesundheit" sowie der
„Unterwürfigkeit" zugunsten einer fortschreitenden Privatisierung und
Individualisierung großer Teile der Gesundheitsversorgung emanzipie-
ren. Es wurde dargelegt, dass die erfolgten Paradigmenwechsel im Gesundheitsverständnis von Wissenschaft, Gesellschaft und Politik auch
im ÖGD Spuren hinterlassen haben, die – wie in der Vergangenheit
– vor allem in regionalen, doch zumeist in kommunalen Ausprägungen
Hoffnung machen. Dort wird, wie ebenfalls aufgezeigt, auch Soziale
Arbeit im Sinne von *New Public Health* anschlussfähig an die „großen"
Entwürfe einer lebensweltlichen Gesundheitsförderung sowie an einen
auf Nachhaltigkeit und Beteiligung angelegten Gesundheitsschutz.

Im ersten Jahrzehnt des 21. Jahrhunderts wird sich erweisen müssen,
ob die veränderte Nomenklatur der in den letzten 20 Jahren geschaffenen
Ländergesetze zum ÖGD und die Neuorientierungen der Sozialversiche-
rer (Krankenkassen, Unfallkassen) auf Konzepte der Gesundheitsförderung, in Verbindung mit bundesgesetzlichen Bestrebungen (im Jahr 2004
etwa mit der Entwurfsfassung eines „Präventionsgesetzes") hinreichend
Veränderungsenergien mobilisieren können, um eine derart weitreichende institutionelle Verankerung Sozialer Arbeit in Struktur und Berufsbildern des ÖGD zu bewirken. Dazu könnte vor allem eine Integration
der „modernen" Entwicklungslinien von Sozialhygiene bis Sozialmedizin und Gesundheitsfürsorge bis Gesundheitsförderung beitragen.

Hinsichtlich Konzeption und Qualifikation erfordert diese Sicht bewusste Synergien der historisch parallel entwickelten Sozialarbeits- und
Gesundheitswissenschaft(en). An solchen synergetischen Prozessen auf
der Ebene eines produktiven Dialoges der Ausbildungsdisziplinen wird
erst in Ansätzen gearbeitet (Mühlum et al. 1997). Berufspraktisch und
aufgabenspezifisch erfordert diese Blickrichtung bewusste Anstrengungen für eine Organisationsentwicklung im gesamten ÖGD, die von
(sozial-)politischen Gesundheitszielen geleitet ist – und weiterhin den
„Geist von Ottawa" atmet.

8 Anspruch und Wirklichkeit Sozialer Arbeit im Öffentlichen Gesundheitsdienst

8.1 Global denken – das Strukturdilemma des öffentlichen Gesundheitswesens

„In Zeiten gesellschaftlicher Stabilisierung ist es die Krankheit, als ein je spezifisches Übel einer Minderheit, die öffentliche Aufmerksamkeit beansprucht und die Mehrheit in ihrer Normalität bestätigt. Die Thematisierung der Gesundheit bedeutet dagegen, dass auch für die Mehrheit die Grundlage ihrer normalen Existenz ihre Selbstverständlichkeit verloren hat und eine Neuaneignung durch die Individuen unter veränderten Vorzeichen notwendig macht" (Göpel 1995, 33).

Gesundheit als Kategorie gesellschaftlicher Selbstverständigung und Daseinsvorsorge erfährt in der ersten Dekade des 21. Jahrhunderts in Anbetracht einer tiefgreifenden Wachstumskrise des gesamten Wirtschafts- und Sozialsystems einen intensiven Diskurs. Einerseits positionieren sich – soweit dazu in der Lage – die verschiedensten Lobby-Gruppen (sowohl Rentner und Apotheker als auch Arbeitnehmer und Ärzte) und ihre verbandlichen oder politischen Sachwalter, um wechselseitig Nachteile im persönlichen Lebensstandard oder im wirtschaftlichen Nutzen abzuwenden und Besitzstände zu sichern. Andererseits wird in der öffentlichen Debatte (etwa der Jahre 2003 / 04) die individuelle Verantwortlichkeit für „riskante" Lebensweisen und ihre langfristig unbezahlbaren Folgen verstärkt thematisiert.

Aus einer dritten Perspektive werden wachsende Tendenzen zu einer gemeinwesen- und gemeinschaftsorientierten Lösungssuche für kränkende Alltagsbedingungen erkennbar: In Selbsthilfeinitiativen und bürgerschaftlichem Engagement, etwa zu den Folgen von Armut oder Migration, in institutionell bezogenen Suchbewegungen, etwa bei den an Schule beteiligten Gruppen, in multidisziplinären und vernetzten Handlungsansätzen vor Ort, etwa zur Gewaltprävention, oder auch in der Stärkung von Patientenrechten, die Teil der Bemühungen um eine verbesserte Qualitätssicherung und Transparenz gesundheitsbezogener Leistungen sein soll.

Für Auftrag und Reichweite des ÖGD ergeben sich aus diesen Beobachtungen nach Dahme und Wohlfahrt (1998, 34) widersprüchliche Botschaften:

„Da sich die Ausgangsdiagnose in der Ottawa-Charta von der Bedeutung chronisch-degenerativer Erkrankungen in der Mortalitäts- und Morbiditätsrate moderner Gesellschaften bislang nicht geändert hat und kein Zweifel daran besteht, dass in populationsbezogenen, ganz überwiegend nicht-medizinischen Interventionen vor der Manifestation von Symptomen, also in Prävention und Gesundheitsförderung die großen Produktivitätsreserven der Gesundheitspolitik liegen' (Rosenbrock 1996, 40), ist das sich … abzeichnende Umsteuern in der Gesundheitspolitik (zunehmendes Ausklammern und Streichen von Präventionsleistungen, Erhöhung der Selbstbeteiligung bei Vorsorge- und Rehabilitationsleistungen, Lockerung von Umweltstandards und anderer gesundheitsbezogener Schutznormen) nur schwer nachvollziehbar bzw. nur insofern verständlich, als die Bewältigung von Krankheit sowie die Gesunderhaltung zunehmend individualisiert werden und steigende Kosten im Gesundheitswesen nicht mehr kollektiv getragen werden sollen."

Die Ressourcenknappheit im ÖGD schreitet fort. Dies führt zu einer wachsenden Verrechtlichung und Individualisierung von gesundheitlichen Lebensumständen, die sich etwa in der rapide ansteigenden Zahl von Gutachten niederschlagen. Es führt aber auch vor dem Hintergrund nicht minder steigender Erwartungen an den Gesundheitsschutz, alarmiert durch eine Vielzahl alter und neuer Infektionsrisiken sowie einen anhaltenden Bio-Terrorismus-Diskurs (z. B. prophylaktischer Pocken-Alarm 2003), zu einer Marginalisierung gesundheitspolitischer Vorsorgekonzepte diesseits von Krisenbewältigung und Anspruchsbearbeitung. Soziale Arbeit im ÖGD, und Gesundheitsförderung im Besonderen, drohen auf der gesundheitspolitischen Ebene zurückgeführt zu werden in das traditionelle Risikogeschäft der „Gefährdetenhilfe", gäbe es nicht immer wieder „utopische Schneisen" im Alltag praktischer Gesundheitsarbeit. Wie das kleine gallische Dorf im berühmten Historien-Comic über den Freiheitskampf gegen die Römer beflügeln sie die Fantasie einer systemischen und langfristig steuerungsrelevanten Sozialen Arbeit im Ringen um gesündere Lebensbedingungen, vor allem auch für benachteiligte Bevölkerungsgruppen.

Dieses immerwährende Ziel Sozialer Arbeit im Gesundheitswesen speist sich aus der Tradition von *Public Health*, die der Erkenntnis folgt, dass sich der größte Zuwachs an Gesundheit noch stets aus einer allgemeinen Verbesserung der Lebensbedingungen ergeben hat. Ilona Kickbusch, seinerzeit als Abteilungsdirektorin im Europa-Büro der WHO eine der scharfsinnigsten und unermüdlichen Streiterinnen für eine Neugewichtung von Gesundheitspolitik und Gesundheitsarbeit, hat 1998 die „Hausaufgaben" für einen modernen ÖGD umrissen (Kickbusch 1998). Mit Blick auf die Gesundheitspolitik Kanadas erklärt Kickbusch deren ins Auge gefasstes Konzept der *„Population Health"* zum modernsten der Gegenwart, da es „Investition in Gesundheit" propagiere (Kickbusch 1998, 12): „Das Argument beruht auf dem Gegensatz zwischen der Produktion von Gesundheit (‚producing health') und dem Konsumieren von medizinischer Versorgung (‚consuming health care')." Dieser veränderte Produktivitätsbegriff – der nicht auf die im expandierenden „Gesundheitsmarkt" gebundenen Ressourcen zielt – geht auf die Arbeiten einer Forschungsgruppe zurück und greift jenen Widerspruch auf, der auch im ÖGD die reproduktive von der gestaltenden Gesundheitsarbeit unterscheidet (Kickbusch 1998, 12): „Das ständige Wachstum der Ausgaben für das medizinische Versorgungssystem – ohne entsprechenden Gesundheitsgewinn zu erwirtschaften – führt dazu, dass Ressourcen für diejenigen Bereiche fehlen, die Gesundheit herstellen", etwa Investitionen in Bildung und Erziehung. Die Autorin zieht daraus folgenden Schluss:

„Eine wirkliche Gesundheitspolitik muss bei den Determinanten, die Gesundheit produzieren, aufbauen und schlussendlich Ressourcen vom Versorgungssystem auf die Determinanten verlagern (also eine völlig gegensätzliche Entwicklung zu dem, wie hier in Deutschland gesundheitspolitische Prioritäten gesetzt werden)."

Damit werde nicht nur der Gesundheitszustand der Bevölkerung verbessert, sondern auch der gesellschaftliche Wohlstand vermehrt sowie ein Beitrag zur sozialen Stabilität geleistet. Dezidiert wird davon ausgegangen, dass Gesundheit ein *„public good"* sei, das nicht über den Markt erbracht werden kann – ein klares Anknüpfen an alte *Public-Health-Traditionen" (Kickbusch 1998, 13).*

Ein salutogenes Politikverständnis wird unschwer definieren können, was nach dieser Gestaltungslogik die Gesundheit der Bevölkerung nachhaltig fördert: Bildung und Ausbildung, soziale Unterstützung, die gesunde Entwicklung vor allem von Kindern und Jugendlichen sowie „die unterstützenden Lebensumwelten" (Kickbusch). Gesundheit zu fördern, kann nicht in die Hände von Gesundheitsdiensten gelegt werden. Es wurde aufgezeigt, dass die hoffnungsvollen Ansätze gesundheitsorientierter Arbeit, auch von Fachstellen in Gesundheitsämtern aus, stets über den Rand des Handlungsauftrages hinausragen. Ferner wurde belegt, dass die Einsicht in diese Notwendigkeit bereits Anfang der 90er Jahre Eingang in politische Leitdokumente (wie die Entschließung der 64. GMK vom Oktober 1991) gefunden hatte. Hierbei ist zu konstatieren, dass diese im emphatischen Sinne des Wortes Soziale Arbeit als Aufgabe innerhalb des ÖGD offensichtlich keine Handlungsmacht gewinnen kann.

Grunow (1998) hat aus systemtheoretischer Perspektive am Beispiel des „Gesunde-Städte"-Ansatzes analysiert, dass die für das öffentliche Gesundheitswesen maßgeblichen Medien der „Kommunikationsverdichtung" *Krankheit, Gesundheit, Recht* und *Geld* sind (zur systemtheoretischen Betrachtungsweise Sozialer Arbeit Puhl/Löcherbach 2002). Zwar wird „mit dem Ansatz ... die sektorale Politikperspektive nachhaltig kritisiert und eine querschnittsorientierte kommunikative Systembildung betont", doch die Wechselwirkung zwischen den beteiligten Funktionssystemen (vereinfacht: Gesundheitssystem, Wirtschaft, Politik, Wissenschaft oder Administration) basiert keineswegs auf einer gemeinsamen Kommunikationsplattform, sodass „selbst im engeren Kontext der gesundheitsbezogenen Politik- und Verwaltungsaufgaben mit unterschiedlichen Medien und Codes gearbeitet wird, die nicht ‚kompatibel' sind" (Grunow 1998, 57).

Tatsächlich erweist sich das „System ÖGD" auch diesseits einer systemtheoretischen Verortung als eine berufspolitisch verletzliche Struktur, da das (salutogenetisch abgeleitete) Gesundheitsparadigma gegenüber dem (pathogenetisch begründeten) Krankheitsparadigma nicht handlungsleitend wird – und damit ein Handlungsauftrag für Soziale Arbeit im ÖGD auch nicht strukturbildend im Sinne der seit der Rio-Konferenz 1992 geforderten Nachhaltigkeit wirken kann.

Dennoch besteht kein Anlass zu Resignation: Die in der öffentlichen Wahrnehmung gestiegene Bedeutung gesunden – als Teil gelingenden – Lebens hat nicht nur einen ebenso unübersehbaren wie unüberschaubaren Gesundheitsmarkt hervorgebracht, der die Individualisierung von bzw. individuelle Verantwortung für Gesundheit verstärkt. Sie hinterlässt und legt in vielfältiger Weise auch Spuren im öffentlichen Gesundheitswesen: Durch Projekte und Modelle etwa, die den konzeptionellen Paradigmenwechsel der letzten Jahrzehnte fortschreiben und in die „Produktion von Gesundheit" investieren.

Dieser gegenläufige, quasi visionäre Trend für bevölkerungs- und strukturorientierte Strategien der Gesundheitspolitik (Settings), zuletzt auch markiert durch das wachsende Engagement der gesetzlichen Krankenversicherung (Handlungsleitfaden im Kontext des § 20 SGB V), aber auch von Teilen der politischen Klasse (Planung eines „Präventionsgesetzes"), findet eine theoretische Bekräftigung durch die Außenseitertheorie vom „sechsten Kondratieff" (Nefiodow 1997): Nach der 1926 erstmals von Nikolai Kondratieff (in einer deutschen Fachzeitschrift) vorgestellten und von Nefiodow fortgeschriebenen Analyse langer Innovationszyklen in der wirtschaftlichen und sozialen Entwicklung der Industrienationen, befinden wir uns zu Anfang des 21. Jahrhunderts in der bereits wieder abflauenden Welle der Informationstechnik, dem „fünften Kondratieff".

In der nächsten Welle, dem sechsten Kondratieff, wird nach Nefiodow die psychosoziale Kompetenz und Gesundheit eine zentrale Rolle spielen. Auch volkswirtschaftlich wird es danach immer wichtiger werden, *wie* wir etwas tun, mit welcher persönlichen und sozialen Achtsamkeit dies geschieht. Die immensen Kosten, die kränkende und sozial verstörende Lebensbedingungen gegenwärtig erzeugen (seelische Störungen, Korruption und Verbrechen oder „Angst-Industrien"), beziffert Nefiodow, zusammen mit dem gesamten Gesundheitswesen, auf rund die Hälfte des Weltbruttosozialprodukts (Nefiodow 1997, 102f) – eine gigantische Produktivitätsreserve.

Noch ein weiterer Aspekt spricht dafür, die *„models of good practice"* in Gesundheitsförderung bzw. gesundheitsorientierter Sozialer Arbeit als hoffnungsvolle Bausteine einer paradigmatischen Umsteuerung im öffentlichen Gesundheitswesen zu nutzen. Dies sei am Beispiel Hirnforschung aufgezeigt: Die neuesten, durch bildgebende Verfahren im Wortsinn sichtbar gemachten, Erkenntnisse über Verschaltungsvorgänge im Gehirn erlauben, Lernvorgänge oder emotionale Beteiligung im einzelnen Menschen an ihre förderlichen oder hinderlichen Entstehungsbedingungen rückzukoppeln (Spitzer 2002). Dies ermöglicht wiederum, Aussagen darüber zu treffen, wie etwa Lern- und Erlebenssituationen im Kinder- und Jugendalter beschaffen sein müssen, damit das Erfahrene persönlich stärkend verarbeitet und sozial wirksam, beispielsweise kreativ und selbstbewusst, eingesetzt werden kann. Das ist auch *ein* Grund, als Mitarbeiter im ÖGD etwa aktiv für Gesundheitsfördernde Schulen einzutreten.

8.2 Lokal handeln – zum „Resonanzraum" Sozialer Arbeit im ÖGD

„Anleitung zum Mächtigsein" lautete vor mehr als 30 Jahren der deutsche Titel einer Schrift von Saul Alinsky, zur Methode der *Community Organization*", gewissermaßen die radikal-politische Variante von Gemeinwesenarbeit. Auch Soziale Arbeit im ÖGD kann im Aufgabenspektrum kommunaler Gesundheitsförderung zur „Er-Mächtigung", zum *Empowerment* von Gruppen lokaler Akteure, vor allem in Settings, beitragen. Das aber ist kaum die Regel: Das Leitbild des ÖGD ist nicht Gesundheitsförderung. Als „eigen-mächtig" im Sinne der individuellen und sozialen Verfügung über gesundheitliche Ressourcen kann weiterhin nur ein Teil der Menschen gelten, die der ÖGD mit Sozialer Arbeit erreicht.

Aus diesem Grunde muss das berufsbezogene Fazit offen bleiben, differenzieren und zur eingehenden Prüfung von Konzepten, Aufgaben und Strukturen einladen – vor Ort und am konkreten Beispiel. Der ÖGD ist im Wandel begriffen. Der Weg von Veränderungsrhetorik zu Veränderungsdidaktik führt nur über die Praxis und deren Reflexion. Die folgenden abschließenden Thesen sollen dazu anregen:

1. Der Öffentliche Gesundheitsdienst in Deutschland verfügt in seinen Gesundheitsämtern ohne Zweifel über eine Menge Ressourcen. Viele Versuche eines institutionellen und strukturellen Wandels sind vor allem in den vergangenen 10 Jahren unternommen worden. So findet sich eine große Zahl von Modellen zu Organisation und Aufgabenstruktur. Dabei reicht das Spektrum von den traditionellen „Kernaufgaben" (Beratung, Gesundheitshilfe) in nicht minder traditionellen Ordnungsdezernaten bis hin zu vernetzten und integrierten gemeindenahen Arbeitsstrukturen (z. B. in „Gesundheitshäusern" oder im Projektverbund einer „Gesunden Stadt").

2. Diese Ressourcen eröffnen auch für die Aufgabenverantwortung Sozialer Arbeit im Grundsatz eine Reihe von (fallweise ermöglichten) Handlungsfeldern und attraktive Aufgabenvarianten, die von der „traditionellen" Einzelfallhilfe in gesundheitsfürsorgerischer Absicht bis zur hochkomplexen Koordinations- und Vernetzungstätigkeit, etwa in der Entwicklung von Setting-Strukturen (wie beispielsweise einem Netzwerk gesundheitsfördernder Kindertageseinrichtungen und Schulen), reichen.

3. Was im Einzelfall durch kommunalpolitische Weitsicht umsetzbar wird und die Potenziale eines „modernen" ÖGD sichtbar macht, stellt sich als in der Fläche nicht verallgemeinerbar heraus. Trotz einer weit verbreiteten Veränderungsrhetorik zeichnen die durchschnittlichen Arbeitsbedingungen und strukturellen Entwicklungsstufen ein ernüchterndes Bild. Der ÖGD hat sich – so der bleibende Eindruck – von seiner Diskreditierung durch die menschenverachtende nationalsozialistische „Volksgesundheitspolitik" und die schrittweise Entwertung durch das privatisierende und individualisierende Gesundheitssystem der Nachkriegszeit nicht erholt. Dieser Eindruck wird auch in Anbetracht neuer gesundheitspolitischer Herausforderungen und eines weiträumig beschworenen Paradigmenwechsels zur Gesundheitsförderung „nach Ottawa" nicht entkräftet. Ausnahmen bestätigen die Regel.

4. Soziale Arbeit im ÖGD ist im Zuge eines fortschreitenden Abbaus traditioneller Aufgaben der (individuellen) Gesundheitsfürsorge und einer zugleich bis heute nicht konsequent vollzogenen Modernisierung der kommunalen Aufgabenstruktur in Richtung Prävention und Gesundheitsförderung, Koordination und Management „unsichtbarer" geworden. Die Zahl der Stellen mit zugewiesenem Profil Sozialer Arbeit ist kontinuierlich zurückgegangen, während die Heterogenität der Qualifikationsprofile wie der Berufsgruppen in diesen neueren Aufgabengebieten gewachsen ist.

5. Der historisch gewachsene Dualismus von Medizinalaufsicht und gesundheitsfürsorgerischer Tätigkeit im ÖGD, von hoheitlichen und (amts-)ärztlichen Aufgaben einerseits, lebensweisen- und lebensweltbezogener Sozialer Arbeit andererseits, hat sich mit dem Wandel des Gesundheitspanoramas in der Gesellschaft und in Folge gesundheitspolitischer Neuorientierungen seit den 80er Jahren zwar abgeschwächt, doch keineswegs aufgelöst. Annähernd 20 Jahre „nach Ottawa" und einer breiten Gesundheitsbewegung in Deutschland steht überdies ein ÖGD mit dem Profil einer „Einrichtung für kommunale Gesundheitsförderung und Koordinationsinstanz für lokale Dienstleistungsanbieter" (Grunow / Grunow-Lutter) zwar flächendeckend auf der Agenda der von den fachlich Verantwortlichen gewünschten Standards – in der amtlichen und kommunalpolitischen Praxis hingegen spielt diese Variante lediglich eine (vielbeachtete) Nebenrolle, und dies vor allem in den Ämtern größerer Städte.

6. Soziale Arbeit im ÖGD muss sich in Theorie und Praxis sowie in Strategie und Profilbildung den widersprüchlichen Tatsachen eines „ungleichzeitigen" öffentlichen Gesundheitswesens stellen. Dies wird nur gelingen in multiprofessionellen und intersektoralen Bündnissen. Wie vor einem Jahrhundert liegen die Entwicklungschancen sozusagen „quer" zu den berufsständischen und fachegoistischen Verteilungskämpfen (dies wird auch durch systemtheoretische Analysen des Arbeitsfeldes bekräftigt). Die alten und neuen Spannungsverhältnisse zwischen Sozialhygiene und Biomedizin, zwischen Risikoprävention und strukturorientierter Gesundheitsförderung, zwischen Be-Handlung und Er-Mächtigung (*Empowerment*) sowie zwischen ermüdender Veränderungsrhetorik und belebender Organisationsentwicklung sind allemal auch Anforderungen und Spannungsverhältnisse innerhalb des Selbstverständnisses und Aufgabenspektrums Sozialer Arbeit. Deren Ausprägungen unterliegen in hohem Maße regionalen Handlungsbedingungen und Einflussfaktoren. Sie bedürfen daher einer weitgehenden Differenzierung und Bewertung „vor Ort" (KGSt 1998, 71).

7. Vorrangiges Ziel sollte demzufolge sein, im interdisziplinären Verbund (von Sozial-/Medizin, Sozial-/Pädagogik, Psychologie, Sozialer Arbeit oder etwa Gesundheitswissenschaft) und im (kommunal-)politischen Diskurs das Verständnis und die Unterstützung von Gesundheitsdienstleistungen zu stärken, die intersektoral Professionalität einfordern und auf den fünf Handlungsebenen der Gesundheitsförderung ein Mandat für Soziale Arbeit formulieren:

- für die Stärkung individueller *Kompetenzen* und persönlicher Ressourcen – durch Beratung und Unterstützungsmanagement;
- für die nachhaltige Förderung von Potenzialen der Selbstorganisation und Beteiligung gesellschaftlicher wie institutioneller *Gruppen* im kommunalen Raum – durch Prozessbegleitung und Koordination;
- für die bedarfsorientierte Gestaltung von *Lebenswelten* und Institutionen bzw. *„Settings"* – durch Moderation und Organisationsentwicklung;
- für die Initiierung und bevölkerungsorientierte Nutzung von fachlichen Partnerschaften und Allianzen im Gemeinwesen – durch interdisziplinäre Kooperation und Vernetzung;
- für die gesundheitspolitische Sensibilisierung und Aktivierung von Multiplikatoren wie „Entscheidern" im fachlichen und politischen Raum – durch engagierte Berichterstattung und Planungsberatung.

8. Die gesetzgeberische Uneinheitlichkeit in Folge der gewollt föderalen Struktur von Gesundheitspolitik und die zu Beginn des 21. Jahrhunderts anhaltenden Novellierungsrunden in den Bundesländern erschweren eine berufspolitische Verortung Sozialer Arbeit im ÖGD ebenso wie die Heterogenität und „Unzuverlässigkeit" von Gesundheitszielen in Bund, Ländern und Kommunalpolitik. Dabei gilt: „Öffentliche Gesundheitsleistungen reagieren auf allgemeine Lebensverhältnisse, sind folglich immer und unausweichlich Bestandteil allgemeiner politischer Strategien und Maßnahmen" (Labisch 1990, 18). Als „dritte Säule" des Gesundheitswesens erweist sich der ÖGD im Zeitlauf immer wieder als wenig nachhaltige Manövriermasse für gesundheitspolitische Legitimationsbeschaffung und als „Restposten" im Streit um bevölkerungsorientierte Prioritäten.

9. In einer gesellschaftlichen Entwicklungsphase, die vorhandene Versorgungssysteme als Folge einer anhaltenden wirtschaftlichen Krise grundsätzlich infrage stellt (z. B. die Sozialversicherungssysteme Arbeitslosigkeit, Krankheit oder Rente), zugleich aber die vergesellschaftenden Subsysteme auf dem Prüfstand sieht (Familie und Erziehung, Bildung und Ausbildung, Urbanität und Sicherheit oder etwa Leistung und Gesundheit), pulsiert das Aufgabenspektrum des ÖGD mehr denn je zwischen dem „Kerngeschäft" der *Regelungspflichten* (individuelle Hilfe & institutionelle Kontrolle) und der *Gestaltungskompetenz* (Planungsberatung, Organisationsentwicklung, Moderation). Es spricht alles dafür, dass Soziale Arbeit konzeptionell und mit berufspolitischer Kompetenz im interdisziplinären Bündnis mit den „aufgeklärten" Kräften aus den am öffentlichen Gesundheitswesen beteiligten Berufsgruppen das Aufgabenkontinuum weiter in Richtung Gestaltungskompetenz für Lebens-, Lern- und Arbeitswelten verschieben kann. Dazu bedarf es allerdings politischer Gesundheitsziele auf kommunaler sowie landes- und bundespolitischer Ebene.

10. Soziale Arbeit im ÖGD bedarf für die kompetente Wahrnehmung von Zukunftsaufgaben einer Qualifizierung von Angeboten der Aus- und Weiterbildung, die sich allerdings nicht auf gesundheitsbezogene oder gesundheitswissenschaftliche Studiengänge an Fachhochschulen beschränkt, sondern ebenso Eingang findet in die sozialmedizinische Kompetenzstärkung von Ärzten, die gemeindepsychologische Qualifikation von Psychologen und anderen Sozialberuflern, die Fähigkeit zu vernetztem Denken und intersektoralem Handeln bei Verwaltungsfachkräften – und nicht zuletzt einer Sensibilisierung von potenziellen Partnern des ÖGD für die künftige lebensweltbezogene Arbeit, vor allem in Settings.

Dass dabei ein Kerngeschäft Sozialer Arbeit – im ÖGD und in anderen Bereichen – nicht aus dem Blick geraten darf, da der jeweils komplexere Handlungszusammenhang andernfalls ohne Sinn wäre, bleibt zu guter Letzt hervorzuheben: Wenn Soziale Arbeit nicht am Ende immer wieder beim einzelnen Subjekt ankommt sowie kompetenzstärkend, lebensweltgerecht und handlungsorientiert ist, bleibt das intensive Nachdenken über die Berufsarbeit und deren Stätte vergeblich.

Literatur

Ärzteverband ÖGD Baden-Württemberg (Hrsg.) (1995): Aufgaben und Organisation der eingegliederten Gesundheitsämter der Stadt- und Landkreise in Baden-Württemberg. Arbeitsmaterialien

Akgün, L. (2002): Gesundheit zwischen strukturellen Gegebenheiten und kulturellen Patterns. In: Hegemann, T., Lenk-Neumann, B. (Hrsg.), 15–21

Altgeld, T., Laser, I., Walter, U. (Hrsg.) (1997): Wie kann Gesundheit verwirklicht werden? Gesundheitsfördernde Handlungskonzepte und gesellschaftliche Hemmnisse. Juventa, Weinheim

Antonovsky, A. (1997): Salutogenese. Zur Entmystifizierung der Gesundheit. DGVT-Verlag, Tübingen

Badura, B. (1995): Neuorientierung der Gesundheitsplanung. In: Hölling, G., Petersen, E. (Hrsg.), 113–126

Badura, B., Elkeles, T., Grieger, B., Huber, E., Kammerer, W. (Hrsg.) (1991): Zukunftsaufgabe Gesundheitsförderung. 2. Aufl. Mabuse, Frankfurt a. M.

Badura, B., Lenk, K. (1986): Der öffentliche Gesundheitsdienst: Begräbnis oder Neubeginn? In: Blanke, B., Evers, A., Wollmann, H. (Hrsg.): Die zweite Stadt. Westdeutscher Verlag, Opladen, 37–49

Bauer, A. W. (2002): 300 Jahre öffentliches Gesundheitswesen in Mannheim. Festvortrag am 21.4.2002. Universitätsklinikum Mannheim

Beauftragte der Bundesregierung für Ausländerfragen (Hrsg.)(2000): Handbuch zum interkulturellen Arbeiten im Gesundheitsamt. Bonn

Becker, P., Dalichau, G. (Hrsg.) (2003): Perspektiven des Gesundheitswesens. Festschrift für Bernd Wiegand. Chmielorz, Wiesbaden

Blättner, B. (1994): Gesundheitsförderung und Gesundheitsbildung – aktueller Stand der Diskussion. Literaturrecherche. Volkshochschule, Hamburg

Borde, T., David, M. (Hrsg.) (2003): Gut versorgt? Migrantinnen und Migranten im Gesundheits- und Sozialwesen. Mabuse, Frankfurt a. M.

Brandenburg, A., Nowak, M., Winkler, K. (1998): Die kommunale Gesundheitspolitik benötigt wirksame Instrumente. In: Dahme, H.-J., Wohlfahrt, N. (Hrsg.), 87–99

Brieskorn-Zinke, M., Köhler-Offierski, A. (1997): Gesundheitsförderung in der Sozialen Arbeit. Eine Einführung für soziale Berufe. Lambertus, Freiburg

Büro Gesunde Stadt des Gesundheitsamts Essen, Gesunde Städte-Regional-Netzwerk HEREUN (Hrsg.) (2002): Was hat sich denn getan? Versuch einer Bilanz nach 1232 Tagen des ÖGD-Gesetzes für Nordrhein-Westfalen. Essen

Bundesärztekammer/Deutscher Ärztetag (1997): Gesundheitspolitisches Programm der deutschen Ärzteschaft, Beschluss des 97. Deutschen Ärztetages vom 11. bis 14. Mai 1994 in Köln. Deutscher Ärzte-Verlag, Köln

Bundesministerium für Gesundheit und soziale Sicherung (Hrsg.): Daten des Gesundheitswesens, Ausgabe 1991. Nomos, Baden-Baden

– (Hrsg.): Daten des Gesundheitswesens, Ausgabe 1995. Nomos, Baden-Baden

Bundeszentrale für gesundheitliche Aufklärung (BZgA) (Hrsg.) (1992): Gesundheitsförderung auf kommunaler bzw. Kreisebene als Aufgabe der Gesundheitsämter. Dokumentation einer Tagungsreihe 1991. BZgA, Köln

– (1996): Leitbegriffe der Gesundheitsförderung. Glossar zu Konzepten, Strategien und Methoden in der Gesundheitsförderung. Peter Sabo, Schwabenheim

– (2003): Leitbegriffe der Gesundheitsförderung. Glossar zu Konzepten, Strategien und Methoden in der Gesundheitsförderung. 4. erw. und überarb. Aufl. Peter Sabo, Schwabenheim

–, Bengel, J., Strittmatter, R., Willmann, H. (1998): Was erhält Menschen gesund? Antonovskys Modell der Salutogenese – Diskussionsstand und Stellenwert. BZgA, Köln

– InfoDienst Migration und öffentliche Gesundheit. TS – Text und Service, Essen

Canaris, U. (1992): Der öffentliche Gesundheitsdienst. Empirische Untersuchungen zur Situation der Gesundheitsämter in NRW. Düsseldorf

Dahme, H.-J., Wohlfahrt, N. (Hrsg.) (1998): Umsteuerung oder Ende der Gesundheitsförderung? Neue Herausforderungen an die Prävention. Akademie für öffentliches Gesundheitswesen. Düsseldorf

Damkowski, W., Luckey, K. (1990): Neue Formen lokaler Sozial- und Gesundheitsdienste. Bund-Verlag, Köln

Deppe, H.-U. (1980): Vernachlässigte Gesundheit. Zum Verhältnis von Gesundheit, Staat und Gesellschaft in der Bundesrepublik Deutschland. Kiepenheuer & Witsch, Köln

Deutscher Verein (Hrsg.) (1981): Sozialarbeit im Gesundheitswesen. Dokumentation einer Studientagung. Deutscher Verein, Frankfurt a. M.

Eisenberg, P. (1981): Sozialarbeit im Gesundheitsamt: Ergebnis einer Fortbildungstagung. Der Sozialarbeiter 3, 100–101

Ewers, M., Schaeffer, D. (Hrsg.) (2000): Case Management in Theorie und Praxis. Huber, Bern

Federhen, L. (1952): Der Arzt des öffentlichen Gesundheitsdienstes. Thieme, Stuttgart

Feser, H. (Hrsg.) (1990): Gesundheitliche Prävention durch Sozialarbeiter und Sozialpädagogen. borgmann, Dortmund

Fischer, A. (1925): Grundriß der sozialen Hygiene. 2. Auflage. Müller, Karlsruhe

Fließ, K. (2002): Migrantinnen im Frauenhaus. In: Hegemann, T., Lenk-Neumann, B. (Hrsg.), 107–117

Franzkowiak, P. (2003): Zum Verhältnis von Sozialer Arbeit und Gesundheitsförderung. bbs-Spektrum. September 2003. Bundesfachverband Betriebliche Sozialarbeit e. V., 3–16; Erstveröffentlichung: Prävention – Zeitschrift für Gesundheitsförderung, 1/2003

–, Sabo, P. (Hrsg.) (1993): Dokumente der Gesundheitsförderung. Peter Sabo, Schwabenheim

–, Wenzel, E. (1989): In Zukunft Gesundheit? Notizen zum einseitigen Liebeswerben der „neuen Prävention" um Sozialarbeit und Sozialpädagogik. In: Böllert, K., Otto, H.-U. (Hrsg.): Soziale Arbeit auf der Suche nach Zukunft. KT Verlag, Bielefeld, 113–128

Gadamer, H.-G. (1993): Über die Verborgenheit der Gesundheit. Aufsätze und Vorträge. Suhrkamp, Frankfurt a. M.

Geiger, I. (2000): Interkulturelle Organisations- und Personalentwicklung im Öffentlichen Gesundheitsdienst. In: Beauftragte der Bundesregierung für Ausländerfragen (Hrsg.), 37–44

GesundheitsAkademie e. V. (Hrsg.) (2000): Salutive. Beiträge zur Gesundheitsförderung und zum Gesundheitstag 2000. Mabuse, Frankfurt a. M.

Göckenjan, G. (1992): Gesundheitsbegriff – warum Gesundheit definieren? In: Trojan, A., Stumm, B. (Hrsg.): Gesundheit fördern statt kontrollieren. Eine Absage an den Mustermenschen. Fischer, Frankfurt a. M., 40–49

Göpel, E. (1995): Sozial-ökologische Gesundheitsperspektiven. In: Hölling, G., Petersen, E. (Hrsg.), 33–48

– (1995a): Ein „Gesundheitshaus" als Ort der Gesundheitsförderung? GA-Rundbrief 2, GesundheitsAkademie. Bremen, 11–13

Gottstein, A. (1924): Das Heilwesen der Gegenwart. Gesundheitslehre und Gesundheitspolitik. Deutsche Buch-Gemeinschaft, Berlin

Gronau, C. M. (1995): Gesundheitspädagogik im Gesundheitsamt. Impulse 6. Landesvereinigung für Gesundheit Niedersachsen. Hannover

Grotjahn, A. (1923): Soziale Pathologie. Versuch einer Lehre von den sozialen Beziehungen der Krankheiten als Grundlage der sozialen Hygiene. 3. Auflage. Springer, Berlin

Grunow, D. (1998): Der „Healthy-City"-Ansatz der WHO. Anspruch und Wirklichkeit der Umsetzung in der Gesundheitsförderung. In: Dahme, H.-J., Wohlfahrt, N. (Hrsg.), 40–60

–, Grunow-Lutter, V. (2000): Der öffentliche Gesundheitsdienst im Modernisierungsprozess. Eine Untersuchung über Handlungsspielräume und Re-
striktionen im Rahmen kommunaler Gesundheitspolitik. Juventa, Wein-
heim/München

–, Trojan, A. (2002): Öffentlicher Gesundheitsdienst: Deutliche Unterschiede zwischen Status quo und Wunschbild. Deutsches Ärzteblatt 99 (25),
1737–1742

Hegemann, T. (2002): Interkulturelle Verständigung. Förderung – Vermittlung – Schulung. In: Hegemann, T., Lenk-Neumann, B. (Hrsg.), 167–177

–, Lenk-Neumann, B. (Hrsg.) (2002): Interkulturelle Beratung. Grundlagen,
Anwendungsbereiche und Kontexte in der psychosozialen und gesundheitlichen Versorgung. VWB, Berlin

Hehl, K. (2000): Neuorientierung des öffentlichen Gesundheitsdienstes. Leitbilder, Leitlinien und Ziele. In: Beauftragte der Bundesregierung für Ausländerfragen (Hrsg.), 33–35

Hess, R. (2003): Leistungsverteilung im Gesundheitswesen. In: Becker, P.,
Dalichau, G. (Hrsg.), 141–144

Hildebrandt, H., Trojan, A. (Hrsg.) (1987): Gesündere Städte – Kommunale
Gesundheitsförderung. Institut für Medizinsoziologie, Hamburg

Hingst, V., Appelt, M. (2002): Berufliche Perspektiven im Öffentlichen Gesundheitsdienst. Public Health Forum 34, 10–11

Hölling, G., Petersen, E. (Hrsg.): Zukunft der Gesundheit. Perspektiven sozi-
al-ökologischer Gesundheitspolitik und -arbeit. Mabuse, Frankfurt a. M.

Homfeldt, H. G., Hünersdorf, B. (Hrsg.) (1997): Soziale Arbeit und Gesundheit. Luchterhand, Neuwied

–, Laaser, U., Prümel-Philippsen, U., Robertz-Grossmann, B. (Hrsg.) (2002):
Studienbuch Gesundheit. Soziale Differenz – Strategien – Wissenschaftliche Disziplinen. Luchterhand, Neuwied

Hünersdorf, B. (1997): Theorien der Gesundheit auf dem Prüfstand Sozialer
Arbeit. In: Homfeldt, H. G., Hünersdorf, B. (Hrsg.): 43–67

– (2002): Soziale Arbeit und Gesundheit. In: Homfeldt et al. (Hrsg.), 229–
250

Hüther, G., Bonney, H. (2002): Neues vom Zappelphilipp. ADS – Ritalin ist
keine Lösung. Walter, Düsseldorf

Hurrelmann, K. , Settertobulte, W. (1995): Prävention und Gesundheitsförderung. In: Petermann, F. (Hrsg.): Lehrbuch der klinischen Kinderpsycholo-
gie. Hogrefe, Göttingen, 95–124

Institut für Regionale Bildungsplanung, Arbeitsgruppe Standortforschung
(Hrsg.) (1978): Die Situation der Sozialarbeit im öffentlichen Gesundheitsdienst. Bericht über eine Primärerhebung. Hannover (Archiv: DZI Berlin)

Kaba-Schönstein, L. (2002): Soziale Arbeit im Gesundheitswesen: 20 Thesen zu Entwicklungen und Aussichten. Unveröffentl. Beitrag zur Fachtagung „Soziale Arbeit im ÖGD – zwischen Sozialdienst und Gesundheitsförderung". Heidelberg

Keil, A. (1994): Gesundheit als Provokation eines hoffenden Lebens. In: Göpel, E., Schneider-Wohlfart, U. (Hrsg.): Provokationen zur Gesundheit. Mabuse, Frankfurt am Main

Kommunale Gemeinschaftsstelle (KGSt) (1998): Ziele, Leistungen und Steuerung des kommunalen Gesundheitsdienstes. Bericht 11. KGSt, Köln

Kickbusch, I. (1998): Hat die Ottawa-Charta den Test der Zeit bestanden? In: Dahme, H.-J., Wohlfahrt, N. (Hrsg.): 8–18

– (2000): Zur gesellschaftlichen Funktion von Public Health. In: GesundheitsAkademie e. V. (Hrsg.)

– (2001): Was verbindet die Toxikologie mit Kegeln, Apollo, Bürgersinn und kaputten Fensterscheiben? Geleitwort zu Trojan, A., Legewie, H. (Hrsg.), 9–14

Klüsche, W., Schubert, F.-Ch. (2002): Soziale Arbeit als integriertes Berufsbild in der Gesundheitsversorgung. Public Health Forum 34, 16–17

Körber, J. M. (2000): Migrationsspezifische Ansätze in der Schulgesundheitspflege. In: Beauftragte der Bundesregierung für Ausländerfragen (Hrsg.), 73–79

Krauss, B., Wöhler, U. (2000): Primärprävention von HIV/AIDS für MigrantInnen im Landkreis Hildesheim. In: Beauftragte der Bundesregierung für Ausländerfragen (Hrsg.): Handbuch zum interkulturellen Arbeiten im Gesundheitsamt, Bonn, 67–72

Krowatschek, D. (2003): Was tun? Mein Kind ist ein Zappelphilipp. AOL, Lichtenau

Kühn, D. (1994): Jugendamt – Sozialamt – Gesundheitsamt. Entwicklungslinien der Sozialverwaltung im 20. Jahrhundert. Luchterhand, Neuwied

Kühn, H. (1993): Healthismus. Eine Analyse der Präventionspolitik und Gesundheitsförderung in den USA. Edition Sigma, Berlin

Labisch, A. (1982): Entwicklungslinien des öffentlichen Gesundheitsdienstes in Deutschland. Vorüberlegungen zu einer historischen Soziologie öffentlicher Gesundheitsvorsorge. Öffentliches Gesundheitswesen 44, 745–761

– (1990): Gesellschaftliche Bedingungen öffentlicher Gesundheitsfürsorge. Gesammelte Aufsätze zur historisch-soziologischen Untersuchung. Deutsche Zentrale für Volksgesundheitspflege e. V., Frankfurt a. M.

Landesgesundheitsamt Baden-Württemberg (Hrsg.) (1999): Leitbild für Gesundheitsämter als Teil des ÖGD. Jahresbericht 1998. Landesgesundheitsamt, Stuttgart, 6–8

Landesinstitut für den Öffentlichen Gesundheitsdienst des Landes Nordrhein-Westfalen (1998): Neue Anforderungen an den ÖGD. Dokumentation zur Tagung in Bielefeld 26./27.3.1998. lögd, Bielefeld

Leidel, J. (1991): Gesundheitsförderung: Aufgabe für den öffentlichen Gesundheitsdienst von morgen. In: Badura et al. (Hrsg.), 49–56

Löcherbach, P., Klug, W., Remmel-Faßbender, R., Wendt, W.-R. (Hrsg.) (2003): Case Management – Fall- und Systemsteuerung in Theorie und Praxis. Luchterhand, Neuwied

Lorenz, U. (1990): Gesundheitliche Prävention am Beispiel der Suchtmittelprävention des Gesundheitsamtes. In: H. Feser, H. (Hrsg.), 56–61

Luber, E., Geene, R. (Hrsg.) (2004): Qualitätssicherung und Evidenzbasierung in der Gesundheitsförderung. Mabuse, Frankfurt am Main

McKeown, T. (1979):The Role of Medicine: Dream, Mirage or Nemesis? Blackwell, Oxford

Mengistu, D. (2002): Public Health für Migranten. In: Hegemann, T., Lenk-Neumann, B. (Hrsg.), 89–97

Mielck, A. (2000): Soziale Ungleichheit und Gesundheit – Empirische Ergebnisse, Erklärungsansätze, Interventionsmöglichkeiten. Huber, Bern

Mühlum, A., Bartholomeyczik, S., Göpel, E. (1997): Sozialarbeitswissenschaft – Pflegewissenschaft – Gesundheitswissenschaft. Lambertus, Freiburg i. Br.

Mühlum, A., Gödecker-Geenen, N. (2003): Soziale Arbeit in der Rehabilitation. Soziale Arbeit im Gesundheitswesen. Bd. 1. Ernst Reinhardt, München/Basel

Müller, P. (1994): Gesundheitsförderung und Prävention durch den öffentlichen Gesundheitsdienst. Konzepte, Strategien und Perspektiven in Berlin. Berlinforschung der FU, Berlin

– (1997): Gesundheitsförderung. Ansatz für eine Neuorientierung des Öffentlichen Gesundheitsdienstes? Ergebnisse einer empirischen Untersuchung in Berlin. Jahrbuch für kritische Medizin 26, 88–98

– (1998): Neue Organisationsformen für neue Aufgaben im öffentlichen Gesundheitsdienst? Ergebnisse aus einem Forschungsprojekt zu den Berliner „Plan- und Leitstellen Gesundheit". In: Landesinstitut für den Öffentlichen Gesundheitsdienst (Hrsg.): Neue Anforderungen an den ÖGD. lögd, Bielefeld, 97–115

Müller, W. (1998): Entwicklung der Gesundheitsdienstgesetze in den Ländern der Bundesrepublik Deutschland. In: Landesinstitut für den Öffentlichen Gesundheitsdienst (Hrsg.): Neue Anforderungen an den ÖGD. lögd, Bielefeld, 13–24

Naidoo, J., Wills, J. (2003): Lehrbuch der Gesundheitsförderung. Bundeszentrale für gesundheitliche Aufklärung (Hrsg.). Verlag für Gesundheitsförderung, Hamburg

Nefiodow, L. A. (1997): Der sechste Kondratieff. Wege zur Produktivität und Vollbeschäftigung im Zeitalter der Information. Rhein-Sieg-Verlag, Sankt Augustin

Neumann, G. (1981): Der Sozialarbeiter als Partner des Amtsarztes. In: Deutscher Verein (Hrsg.), 41–49

Niehoff, J.-U., Braun, B. (2003): Sozialmedizin und Public Health. Handwörterbuch. Nomos, Baden-Baden

Noack, R. H. (1996): Public Health, Salutogenese und Gesundheitsförderung. In: Lobnig, H., Pelikan, J. M. (Hrsg.): Gesundheitsförderung in Settings: Gemeinde, Betrieb, Schule und Krankenhaus. Facultas, Wien, 26–38

Ortmann, K., Schaub, H.-A. (2003): Zu den Beziehungen zwischen Sozialarbeit und Gesundheitswissenschaften

Otto, D. (1981): Die Aufgaben des Sozialarbeiters im Gesundheitsamt. In: Deutscher Verein (Hrsg.), 23–30

Paulus, P. (1997): Soziale Netzwerke, soziale Unterstützung und Gesundheit. In: Homfeldt, H.-G., Hünersdorf, B. (Hrsg.), 175–203

Plümer, R. (1984): Gedanken zu einer Arbeitsplatzbeschreibung „Sozialarbeit im Gesundheitsamt". Der Sozialarbeiter 1, 14–16

Prümel-Philippsen, U., Robertz-Grossmann, B. (2002): Eine neue Chance für die Prävention? Die Krankenversicherung 3. www.bvgesundheit.de/themen/chancepraevention.html

Puhl, R., Löcherbach, P. (2002): Systemtheorien und Soziale Arbeit. Ein Zwischenstand. Sozialmagazin. Die Zeitschrift für Soziale Arbeit 10, 36–47

Reinicke, P. (1981): Möglichkeiten der Sozialarbeit im Gesundheitswesen: Die Situation in Berlin (West). Medizin, Mensch, Gesellschaft 2, 116–129

– (1990): Gesundheitsförderung – Eine neue oder eine wiederentdeckte Aufgabe der Sozialarbeit? Soziale Arbeit 1, 16–24 (Archiv: DZI Berlin)

– (1999): Sozialarbeit im öffentlichen Gesundheitsdienst im Spiegel ausgewählter Materialien. Eine Standortbeschreibung. Gesundheitswesen 61, 197–202

– (2001): Vorhandene und mögliche Arbeitsfelder der Sozialarbeiter im öffentlichen Gesundheitsdienst (ÖGD) Berlins und Brandenburgs. In: Das Gesundheitswesen 7. Thieme, Stuttgart, 455–462

–, Eisenberg, P., Lancelle, R., Thomas, H. (1981): Sozialarbeit im Gesundheitsamt. Ergebnis einer Fortbildungstagung. Der Sozialarbeiter 3, 100–101

Riemenschneider, H. (1988): Bedeutung der Sozialarbeit für das Gesundheitsamt. Das öffentliche Gesundheitswesen 50, 268–271

Roscher, W. (1894): System der Armenpflege und Armenpolitik. System der Volkswirtschaft. Bd. 5. 2. Auflage. Stuttgart

– (1906): System der Armenpflege und Armenpolitik. Bd. 5 der Reihe: System der Volkswirtschaft. 3., von Christian J. Klumker ergänzte Auflage, Stuttgart/Berlin

Rosenbrock, R. (1996): Prävention, Gesundheitsförderung und Gesundheitspolitik. In: Prävention 19, 40–42

– (2000): Primäre Prävention als Ziel öffentlicher Gesundheitspolitik. In: GesundheitsAkademie e. V. (Hrsg.), 41–50

Schäfer, G. (1992): Der Gesundheitsbegriff bei verschiedenen Völkern – eine internationale Vergleichsstudie. In: Trojan, A., Stumm, B. (Hrsg.): Gesundheit fördern statt kontrollieren, Frankfurt, 24–66

Schipperges, H. (1990): Heilkunst als Lebenskunde oder Die Kunst, vernünftig zu leben. VUD, Freudenstadt

Schmacke, N. (1995): Öffentlicher Gesundheitsdienst, Sozialstaat und Kommunale Selbstverwaltung. Perspektiven der Gesundheitsämter auf dem Weg ins 21. Jahrhundert. Akademie für öffentliches Gesundheitswesen, Düsseldorf

– (1996): Wir brauchen konkrete Utopien. Die Zukunft des öffentlichen Gesundheitswesens. Dr. med. Mabuse, März/April, 48–51

Schuler, S. (1992): Ist die Sozialarbeit im Gesundheitsamt noch zu retten? Soziale Arbeit zwischen traditionellen Strukturen und neuen Perspektiven. In: Holthaus, E., Berndt, H., Erkeles, T., Frank, M., Zillich, N. (Hrsg.), Fachhochschule für Sozialarbeit und Sozialpädagogik: Soziale Arbeit und Soziale Medizin, Berlin, 12–23

Schulze-Krüdener, J., Schulz, W., Hünersdorf, B. (Hrsg.) (2002): Grenzen ziehen – Grenzen überschreiten. Pädagogik zwischen Schule, Gesundheit und Sozialer Arbeit. Schneider, Hohengehren

Spitzer, M. (2002): Lernen. Gehirnforschung und die Schule des Lebens. Spektrum, Heidelberg

Stark, W. (Hrsg.) (1989): Lebensweltbezogene Prävention und Gesundheitsförderung. Konzepte und Strategien für die psychosoziale Praxis. Lambertus, Freiburg i. Br.

– (1989a): Prävention als Gestaltung von Lebensräumen. Zur Veränderung und notwendigen Reformulierung eines Konzepts. In: Stark, W. (Hrsg.), 11–37

Statistisches Bundesamt (2002): Kosten im Gesundheitswesen. Zitiert nach: www.destatis.de, Wiesbaden

Steen, R. (1990): Arbeitsfeld Gesundheit. Überlegungen zu einer psycho-sozial-ökologischen (Neu-)Orientierung in der Gesundheitsarbeit. Sozialmagazin 10

– (1994): Gemeindenahe Gesundheitsförderung. Eine Einführung. In: Knörzer, W. (Hrsg.): Ganzheitliche Gesundheitsbildung in Theorie und Praxis. Haug, Heidelberg, 101–119

– (1998a): Neue Schläuche, neuer Wein? Ein Gesundheitsamt (kommt) in Bewegung. Blickpunkt öffentliche Gesundheit 1. Akademie für Öffentliches Gesundheitswesen, Düsseldorf

– (1998b): Leitbilder im ÖGD. Bericht der Arbeitsgruppe. In: Landesinstitut für den Öffentlichen Gesundheitsdienst (Hrsg.), 129–133

– (2000): Veränderte Kindheit – Herausforderung für Familie und Schule.

In: Kettschau, I. (Hrsg.): Familie 2000. Bildung für Familien und Haushalte. Schneider, Hohengehren, 123–135

–, Flassak, H. (1998): Neue Arbeitsfelder der Sozialpädagogik. Sozialarbeit am Beispiel des Gesundheitswesens. In: Deutscher Berufsverband der SozialarbeiterInnen, SozialpädagogInnen, HeilpädagogInnen e. V. (DBSH) (Hrsg.): Dokumentation zum 3. LandessozialarbeiterInnentag Baden-Württemberg. Mannheim

Steffan, E., Rademacher, M., Kraus, M. (2002): Gesundheitsämter im Wandel. Die Arbeit der Beratungsstellen für STDs und AIDS vor dem Hintergrund des neuen Infektionsschutzgesetzes (IfSG). SPI-Forschung gGmbh/BMGS. Berlin (Internet)

Sting, S., Blum, C. (2003): Soziale Arbeit in der Suchtprävention. Reihe Soziale Arbeit im Gesundheitswesen. Bd. 2. Ernst Reinhardt, München/Basel

Szreter, S. (1988): The Importance of Social Intervention in Britain's Mortality Decline 1850–1914: A Re-interpretation of the Role of Public Health. In: Social Hist. Med. 1, 1–37

Tessin, K., Nietzsche, J. (1982): Sozialarbeit im Gesundheitsamt. In: Das öffentliche Gesundheitswesen 5, 319–323

Trojan, A., Legewie, H. (2001): Nachhaltige Gesundheit und Entwicklung. Leitbilder, Politik und Praxis der Gestaltung gesundheitsförderlicher Umwelt- und Lebensbedingungen. VAS, Frankfurt a. M.

Waller, H. (1985): Sozialmedizin. Grundlagen und Praxis für psychosoziale und pädagogische Berufe. Kohlhammer, Stuttgart

– (1995): Gesundheitswissenschaft. Eine Einführung in Grundlagen und Praxis. Kohlhammer, Stuttgart

–, Laaser, U., Wendt, G. (1989): Gesundheitsförderung durch Gemeinwesenarbeit. Neue Praxis 3, 205–221

Weber, G. (1989): Die Bedeutung eines lebensweltorientierten Präventionsverständnisses für den öffentlichen Gesundheitsdienst. In: Stark, W. (Hrsg.), 223–233

Wilkinson, R. G. (2001): Kranke Gesellschaften. Soziales Gleichgewicht und Gesundheit. Springer, Wien/New York

Sachregister

Die Reihe „Soziale Arbeit im Gesundheitswesen"

Soziale Arbeit im Gesundheitswesen findet vielfältige Ausdrucksmöglichkeiten. Die Buchreihe bietet eine übersichtliche und knapp gehaltene Orientierung für Studierende der Sozialpädagogik bzw. Sozialarbeit. Ausgewiesene Fachleute führen in die einzelnen Aufgabengebiete ein. Alle Bände werden nach einer vergleichbaren Struktur gegliedert, die für jedes Handlungsfeld detailliert herausgearbeitet wird.

Albert Mühlum /
Norbert Gödecker-Geenen
**Soziale Arbeit in der
Rehabilitation**
Band 1. 2003. 171 Seiten
21 Abb. 2 Tab.
UTB-S (3-8252-2473-2) kt

Stephan Sting /
Cornelia Blum
**Soziale Arbeit in der
Suchtprävention**
Band 2. 2003. 167 Seiten
UTB-S (3-8252-2474-0) kt

Hans Weiß /
Gerhard Neuhäuser /
Armin Sohns
**Soziale Arbeit in der
Frühförderung und
Sozialpädiatrie**
Band 3. 2004. 176 Seiten.
9 Abb. 5 Tab.
UTB-S (3-8252-2548-8) kt

Johann-Christoph Student /
Albert Mühlum / Ute Student
**Soziale Arbeit in Hospiz und
Palliative Care**
Band 4. 2004. 171 Seiten.
6 Abb. 4 Tab.
UTB-S (3-8252-2547-X) kt

Harald Ansen /
Norbert Gödecker-Geenen /
Hans Nau
**Soziale Arbeit im
Krankenhaus**
Band 5. 2004. 149 Seiten.
10 Abb. 3 Tab.
UTB-S (3-8252-2561-5) kt

ℝ/ reinhardt   www.reinhardt-verlag.de